Die „Monographien aus dem Gesamtgebiete der Neurologie und Psychiatrie" stellen eine Sammlung solcher Arbeiten dar, die einen Einzelgegenstand dieses Gebietes in wissenschaftlich-methodischer Weise behandeln. Jede Arbeit soll ein in sich abgeschlossenes Ganzes bilden. Diese Vorbedingung läßt die Aufnahme von Originalarbeiten, auch solchen größeren Umfanges, nicht zu.

Die Sammlung möchte damit die Zeitschriften „Archiv für Psychiatrie und Nervenkrankheiten, vereinigt mit Zeitschrift für die gesamte Neurologie und Psychiatrie", und „Deutsche Zeitschrift für Nervenheilkunde" ergänzen. Sie wird deshalb Abonnenten zu einem Vorzugspreis geliefert.

Manuskripte nehmen entgegen

aus dem Gebiete der Psychiatrie:	Prof. Dr. M. MÜLLER, Rüfenacht (Bern), Hinterhausstraße 28
aus dem Gebiete der Anatomie:	Prof. Dr. H. SPATZ, 6 Frankfurt (Main)-Niederrad, Deutschordenstraße 46
aus dem Gebiete der Neurologie:	Prof. Dr. P. VOGEL, 69 Heidelberg, Voßstraße 2

MONOGRAPHIEN AUS DEM GESAMTGEBIETE DER NEUROLOGIE
UND PSYCHIATRIE

HEFT 109

HERAUSGEGEBEN VON

M. MÜLLER-RÜFENACHT (BERN) · H. SPATZ-FRANKFURT
P. VOGEL-HEIDELBERG

DIE HIRNNERVENMYORHYTHMIE IHRE PATHOGENESE UND IHRE STELLUNG IM MYOKLONISCHEN SYNDROM

Eine klinisch-neurophysiologische Studie

VON

E. SCHENCK

MIT 30 ABBILDUNGEN

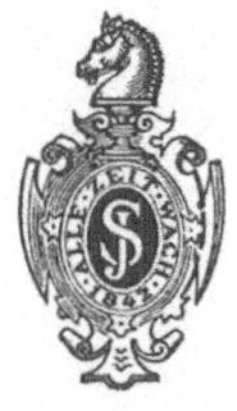

SPRINGER-VERLAG BERLIN HEIDELBERG GMBH 1965

Dozent Dr. med. E. Schenck, Freiburg i. Br.

Aus der Psychiatrischen und Nervenklinik der Universität Freiburg i. Br.
(Direktor: Prof. Dr. H. Ruffin)

© Springer-Verlag Berlin Heidelberg 1965
Ursprünglich erschienen bei Springer-Verlag Berlin·Heidelberg 1965
Library of Congress Catalog Card Number 65-23729

ISBN 978-3-540-03371-4   ISBN 978-3-662-26788-2 (eBook)
DOI 10.1007/978-3-662-26788-2

Titel-Nr. 6441

Inhaltsverzeichnis

Die Hirnnervenmyorhythmie
ihre Pathogenese und ihre Stellung
im myoklonischen Syndrom

Bei der Hirnnervenmyorhythmie (Gaumensegelnystagmus; palatal myoclonus; rhythmic myoclonus; nystagmus du voile; myoclonies vélo-pharyngo-laryngo-oculo-diaphragmatiques; myoclonies oro-branchio-respiratoires) handelt es sich um eine selten vorkommende rhythmische Hyperkinese der Gaumen-, Rachen-, Larynx- und Gesichtsmuskulatur, von der Beschreibungen seit etwa 100 Jahren auftreten [B 17, B 184, B 116, B 117], deren genauere Kenntnis wir aber vor allem der französischen Neurologie der zwanziger und dreißiger Jahre verdanken. Sie wird allgemein unter die Myoklonien gezählt und zusammen mit diesen abgehandelt (siehe z. B. Hassler [62], S. 788; Lafora [81]; Weingarten [121]). In der vorliegenden Arbeit soll zur Klärung der Frage beigetragen werden, ob und in welcher Hinsicht die Myorhythmie eine Sonderstellung einnimmt.

Wir legen daher klinische und experimentelle Befunde bei 12 Pat. vor, von denen 4 das typische Myorhythmiesyndrom zeigten, während die anderen jeweils das eine oder andere Merkmal mit der Hirnnervenmyorhythmie gemeinsam hatten. Wir haben ferner die bisher in der Literatur niedergelegten Fallbeschreibungen nach bestimmten Gesichtspunkten durchgearbeitet. Die Analyse unserer Befunde und der Literaturfälle sollte es ermöglichen, zu einer vollen oder teilweisen pathogenetischen Deutung der Myorhythmie vorzudringen.

Früher sind mehrfach mechanische Registrierungen der Zuckungen des Rachens und Larynx, sowie sakkadierender Atembewegungen bei Pat. mit Myorhythmie vorgenommen worden [B 3, B 4, B 18, B 27, B 28, B 52, B 71, B 81, B 106, B 112, B 157, B 164, B 195]. Später wurden auch Elektromyogramme dieser Bewegungen abgeleitet [B 7, B 15, B 44, B 65, B 82, B 86, B 104, B 140, B 210; 68, S. 161 und 162; 121, S. 83]. Auch kinematographische Aufnahmen wurden gemacht [B 30, B 44, B 82, B 193; 121, S. 81]. Eine genaue Untersuchung des Innervationsmusters der Hyperkinese, der Zeitbeziehungen der abnormen Erregungsvorgänge in verschiedenen Muskelgebieten, eine statistische Analyse der Zeitintervalle zwischen den einzelnen Zuckungen und ihrer Änderung unter verschiedenen Bedingungen, wie sie in dieser Arbeit vorgenommen wird, liegt bis jetzt nicht vor. Auch eine umfassende Durchmusterung der in der Weltliteratur verstreuten Fallbeschreibungen nach klinisch, anatomisch und pathophysiologisch bedeutsamen Gesichtspunkten, wie in vorliegender Publikation, ist bisher nicht erfolgt. (Frühere Zusammenfassungen siehe [37, 54, 55; 121, S. 75; B 101, B 154].) Die Ergebnisse beider Arbeitsgänge erlauben eine Überprüfung und teilweise Revision bisheriger Ansichten über die Hirnnervenmyorhythmie.

A. Übersicht der Myoklonien

Innerhalb des myoklonischen Syndroms wird im allgemeinen folgende empirische Klassifikation vorgenommen: Es gibt drei relativ selbständige (wenn auch pathologisch-anatomisch nicht notwendig einheitliche) Formen, nämlich den Paramyoclonus multiplex Friedreich (nach Weingarten [121] „essentielle" Myoklonie), die progressive Myoklonusepilepsie Unverricht-Lundborg und die Dyssynergia cerebellaris myoclonia Hunt. Diese stehen auf verschiedene Weise einer oder mehreren der vier wichtigsten „symptomatischen" Gruppen nahe, nämlich den Myoklonien bei Epilepsie, den „Reflexmyoklonien" bei Gesunden und Kranken, den Myoklonien bei vasculären, toxischen, traumatischen, neoplastischen, hypoxischen und vor allem entzündlichen Affektionen des Gehirns, und schließlich denen bei heredodegenerativen und Systemkrankheiten. Im einzelnen gehören zu den symptomatischen Formen die nicht seltenen Myoklonien bei Encephalitiden verschiedener Herkunft und die obligatorischen bei den Leucoencephalitiden sowie die gelegentlichen Myoklonien bei Heredoataxien, cerebellären und olivo-ponto-cerebellären Atrophien und andere. HASSLER rechnet auch die Tics ([62], S. 790) und die Myokymien ([62], S. 793) zur Myoklonie. Wie man sieht, gibt es kein „natürliches System" des myoklonischen Syndroms; es umfaßt recht heterogene Elemente und ist über den Gesamtbereich der Krankheitsursachen verteilt (zur Problematik der verschiedenen Einteilungsversuche siehe VAN BOGAERT et al. 1950, [18], KREBS 1952, [76], LAFORA 1955, [81], WEINGARTEN 1957, [121], GOZZANO und VIZIOLI 1959, [53], AIGNER und MULDER 1960, [2]).

Auch die Myorhythmie wird gewöhnlich unter dem myoklonischen Syndrom subsumiert, obwohl sie sich durch das besondere Muskelterritorium, die streng synchrone Tätigkeit der beteiligten Muskeln und andere Kriterien von den übrigen Myoklonien unterscheidet. Gerade pathophysiologisch wurde aber eine Abgrenzung nur undeutlich oder gar nicht durchgeführt (siehe z. B. VAN BOGAERT et al. 1950, [18], HASSLER 1953, [62], S. 782), offenbar weil die relevanten anatomischen Läsionen in beiden Gruppen überwiegend im Hirnstamm und Kleinhirn gefunden werden.

Zum Zwecke späterer Vergleichung geben wir im folgenden Kapitel zunächst eine allgemeine Charakteristik der Myoklonien und stellen die wichtigsten pathophysiologischen Ergebnisse zusammen. Darauf folgt die Darstellung unserer eigenen Befunde (Kapitel C) und die Analyse der Literaturfälle (Kapitel D). Auf dieser Grundlage werden die besonderen Eigenschaften des Syndroms niedergelegt (Kapitel E) und ihre pathogenetische Bedeutung erörtert (Kapitel F).

B. Pathophysiologie des myoklonischen Syndroms

Es handelt sich um gewöhnlich unregelmäßige, meist rasche Zuckungen von Muskelteilen, einzelnen Muskeln oder ganzen Gruppen mit oder ohne Bewegungseffekt, die synchron oder asynchron, teils sporadisch, teils über längere Zeitabschnitte hin kontinuierlich auftreten. Sie zeichnen sich im allgemeinen durch eine starke Abhängigkeit von Sinnesreizen, Schreck, Affekten und vom Wachzustand aus. Durch Willkürinnervation, durch statische oder lokomotorische Belastung werden sie gewöhnlich angeregt.

Die Myoklonie ist schon frühzeitig als Enthemmungsphänomen aufgefaßt worden (s. hierzu [101]). Später hat man mit Hilfe von EEG und Elektromyographie (EMG) versucht, genauere Vorstellungen über den Sitz der impulsgebenden Strukturen und die Art ihrer abnormen Tätigkeit zu gewinnen. Tatsächlich gehen mit den myoklonischen Zuckungen häufig (außer bei essentieller Myoklonie und einem Teil der Encephalitiden) pathologische EEG-Phänomene in mehr oder weniger enger zeitlicher Kopplung einher. VAN BOGAERT [18] unterscheidet drei Funktionsebenen im Gehirn, die bei der Myoklonie eine Rolle spielen, nämlich Cortex, Thalamus-Basalganglien und Hirnstamm-Kleinhirn. Ihre respektive Beteiligung wird aus umschriebenen, diffus synchronen oder aus dem Fehlen von EEG-Paroxysmen abgelesen [*122*]. GASTAUT und RÉMOND [*50*] haben nach EEG- und elektromyographischen Kriterien drei Gruppen unterschieden, die sich mit den VAN BOGAERTschen aber nicht decken.

Im einzelnen wurde eine Störung der Impulsgebung für das corticospinale System auf dem Wege der Projektion der unteren Olive über Neocerebellum, Dentatus und Bindearm auf den motorischen Cortex erwogen ([*62*], S. 782). Neuerdings werden die EEG-Erscheinungen und die Zuckungen eher als gemeinsames Ergebnis eines Erregungsfokus in subcorticalen Strukturen mit aufsteigender und absteigender Projektion aufgefaßt. Diese Deutung wurde erforderlich, weil die motorischen Effekte oft synchron mit oder sogar vor den zugeordneten EEG-Paroxysmen auftreten [*18, 50, 120*]. Sie macht die Abhängigkeit des Symptoms vom Schlafen oder Wachen, Sinnesreizen und Affekten verständlich. Entsprechende Befunde wurden bei progressiver Myoklonusepilepsie [*6, 18, 60, 61, 99*], Dyssynergia cerebellaris myoclonica [*77*], Leucoencephalitiden [*102, 119*] und auch bei Kranken mit infantiler amaurotischer Idiotie [*21, 22*] erhoben. Nur in einzelnen Fällen von Epilepsia partialis continua sprechen die Befunde für umschriebene, rein corticale Erregungsherde [*80*], während bei den übrigen eine subcorticale Beteiligung gefordert werden muß [*64; 121*, S. 48; *122*].

Um ausgesprochene Reflexmyoklonie handelt es sich bei jenen Zuckungen, die in Abhängigkeit von intermittierender Lichtreizung mit oder ohne Cardiazol bei Gesunden und Epileptikern auftreten [*46, 48*], und auch durch andere Sinnesreize, ja sogar durch proprioceptive Erregungen [*32, 33, 120*] ausgelöst werden können. Hierfür hat man eine pathologische Irradiation im Hirnstamm und Thalamus verantwortlich gemacht, die sich wiederum gleichzeitig auf Cortex und Rückenmark erstrecken soll. Bei diesen Vorstellungen spielt die *Rinde* keine entscheidende Rolle für die Zuckungen, und tatsächlich war es möglich, sie bei decorticierten Tieren zu produzieren [*86*]. Die Versuche zeigten jedoch, daß die Hirnrinde einen *bahnenden* Einfluß dabei ausübt. Wie kompliziert man sich die Mitwirkung des Cortex vorstellen muß, lassen Tierversuche von BUSER u. Mitarb. [*4*] ahnen. Sie wiesen nach, daß die primären sensorischen Rindenfelder eine spezifische bahnende Wirkung auf unspezifische subcorticale Strukturen (wie Mittelhirnreticularis und gewisse Thalamuskerne) haben.

Auch die tierexperimentellen Befunde von HUGELIN und BONVALLET [*67*] über eine *hemmende* Rückwirkung des Cortex auf das aktivierende Reticularissystem sind in die Vorstellungen der Kliniker von der Myoklonie eingedrungen. So wird auf Grund detaillierter EEG- und EMG-Untersuchungen erwogen, ob für die Blitz-, Nick- und Salaamkrämpfe ein primärer Irritationsherd der Mittelhirnreticularis oder ihre passagere Entlassung aus cortico-reticulärer Zügelung verantwortlich zu machen ist [*103*]. Zugleich tritt die Bedeutung hemmender Systeme bei der Myoklonusgenese mehr hervor, denn es handelt sich ja bei dieser Art pathologischer Muskeltätigkeit um eine sakkadierende, unterbrochene Aktivität, im Gegensatz etwa zur tonischen Phase eines großen Krampfanfalls. JUNG [*72*] und GASTAUT [*49*] haben den Nucleus caudatus in den Mittelpunkt eines derartigen Hemmungssystems gestellt, während GOZZANO und VIZIOLI [*53*] eine allgemeine Theorie der Myoklonie versuchen, indem sie für die Unterbrechung der Zuckungen einen spino-cerebello-reticulären Erregungskreis heranziehen. Gemeinsam ist diesen Hypothesen, daß sie eine Differenzierung und Verfeinerung der alten Enthemmungslehre anstreben.

In einzelnen Fällen von myoklonischem Syndrom glaubt man die Störung ganz bestimmten, im Tierversuch isolierten *subcorticalen Systemen* zuordnen zu können.

So haben LANCE und ADAMS [82] kürzlich Befunde bei 4 Pat. mit „intention myoclonus" vorgelegt, die sie als Ausdruck einer Übererregbarkeit *spezifischer thalamocorticaler Verbindungen* ansehen. Sie zeichnen sich durch in der Praecentralregion lokalisierte spike-wave-Formen aus, denen die Muskelerregungen der myoklonischen Zuckungen in recht konstanten, mit der Distanz vom Gehirn wachsenden Zeitabständen folgen, woraus geschlossen wird, daß sie über corticospinale Fasern die Motoneurone erreichen. Der Vorgang wird analog dem bei tierexperimenteller Reizung spezifischer Relaiskerne des Thalamus, vor allem des Nucleus ventralis lateralis, mit der bekannten „augmenting response" an umschriebenen Stellen des Cortex und mit synaptischer Übertragung auf corticospinale Neurone [20] aufgefaßt. Dem entspräche der Befund von HASSLER, RIECHERT et al. [63], daß Reizung des Nucleus ventralis lateralis (genauer des Nucleus ventralis oralis posterior) in stereotaktischen Operationen eine Bahnung, seine Ausschaltung ein Verschwinden gewisser Myoklonien bewirkt. Damit kontrastierend würden andere Myoklonieformen, so etwa die unter Cardiazol und Lichtreizung, von einer pathologischen Aktivierung des *unspezifischen medialthalamischen Projektionssystems* mit generalisierter corticaler „recruiting response" abhängen [49], während wieder andere, darunter vielleicht die Klonismen der Leucoencephalitiden, einer irritativen Aktivität der *Formatio reticularis* des Hirnstamms zugeschrieben werden [22].

Endlich haben experimentell gesetzte Infektionen mit Newcastle disease-Virus im Tierversuch den Nachweis erlaubt, daß auch vom isolierten *Rückenmark* myoklonische Zuckungen ausgehen können [89]. Es handelt sich um eine schnelle rhythmische Myoklonie, die auch nach Halsmarkdurchschneidung anhält.

C. Experimentelle Untersuchungen bei Patienten [*]

Im folgenden geben wir von jedem Patienten eine kurze klinische Beschreibung und stellen dann die experimentellen Ergebnisse dar. Bei Fall I bis IV handelt es sich um die typische Hirnnervenmyorhythmie, bei den übrigen 8 um andere Myoklonien, Automatismen und in zwei Fällen um hemifacialen Spasmus. Die Patientin IV wurde nur klinisch untersucht. Von Fall III liegen histologische Befunde des Gehirns vor.

Methoden: EEG und Nystagmogramm mit den üblichen Geräten. Elektromyographische Ableitung (EMG) mittels Hautelektroden von verschiedenen Muskeln auf Kathodenstrahloscillograph (2 oder 3 Kanäle) mit photographischer Registrierung, oder auf Direktschreiber (4 oder 8 Kanäle). Mit derselben Apparatur genauere Darstellung horizontaler und vertikaler Augenbewegungen entweder unter bitemporaler Ableitung für beide Augen gemeinsam oder, bei Ableitung zwischen Schläfe und Nasenwurzel, getrennt für jedes Auge, meistens bei kurzer Zeitkonstante, gelegentlich nach Gleichspannungsverstärkung. Darbietung von Lichtblitzserien verschiedener Frequenz mit Hilfe eines elektronischen Stroboskops. Elektrische Einzelreize durch die Haut (Rechteckimpulse von 1 msec Dauer aus einem elektronisch gesteuerten Reizgerät).

Pat. I (Kenn-Nr. 17/309/60): 49jähr. Frau mit einem halbseitigen Nucleus ruber-Syndrom nach Insult bei Lues cerebri (klinischer Befund ausführlicher in [107]).
Symptomatik: Ptosis links. Auf der Gegenseite mäßige Hemiparese mit leichter Hypotonie, Hemiataxie mit grobem Halte- und Intentionstremor, leichte Athetose der Hand, Hemihypaesthesie mit Dauerschmerzen elektrisierenden Charakters. Dysarthrisch-cäsierende Sprach-

---

[*] Mit Unterstützung durch die Deutsche Forschungsgemeinschaft.

störung. Dissoziierter Spontannystagmus nach rechts (am linken Auge schwächer als am rechten) mit vertikaler Komponente nach unten, dessen Amplitude während Augenschluß und beim Blick nach rechts zunimmt, ohne daß sich seine Frequenz ändert. Der optokinetische Linksnystagmus ist stark vermindert und verlangsamt, der optokinetische Vertikalnystagmus nach oben ist ausgefallen. Linksseitige vegetative Störungen in Form einer Hypohidrose, Abschwächung des zentralen Pilomotorreflexes und Seitenasymmetrie der Gefäßinnervation. Ferner, als Zeichen einer relativ weit caudalen Ausdehnung des Herdes im linken Mesencephalon, Trochlearisparese rechts und Abschwächung des Reboundphänomens nach Stewart-Holmes links.

Ständige myorhythmische Zuckungen in einer Frequenz von etwa 100/min am linken Kinn, an der Unterlippe li. mehr als re., am Mundboden und Platysma li., symmetrisch des Gaumensegels, der hinteren Rachenwand und des Kehlkopfes, sowie des Zwerchfells li. mehr als rechts. Die Zwerchfellzuckungen sind während der Einatmung deutlicher als während der Ausatmung. Sie stören die Atembewegungen nicht. Alle Zuckungen erfolgen untereinander synchron. Sie sehen im Gesicht wie Fasciculieren aus, ergreifen dort nur einen kleinen und immer denselben Teil des Muskels, während sich das Gaumensegel in einer kräftigeren, kurzen Kontraktion symmetrisch anhebt. Synchron mit den rhythmischen Zuckungen ist die schnelle Phase des Spontannystagmus nach rechts. Wir konnten nicht erfahren, zu welchem Zeitpunkt nach dem Insult die Myorhythmie angefangen hat; sie wurde von uns 14 Monate nach dem Insult zum erstenmal festgestellt. Der Pat. war von den Zuckungen nichts bekannt.

Wir registrierten die Bewegungen elektromyographisch vom Kinn, der Unterlippe und vom Gaumensegel und dazu den Nystagmus in der beschriebenen Weise. Im EMG erkennt man biphasische Einzelpotentiale oder kurze polyphasische Gruppen regellos wechselnder Amplitude (Abb. 1, 3 und 4). Für denselben Ableitungsort bleibt das Innervationsmuster der Zuckungen immer etwa das gleiche. Im Gesicht beteiligen sich jeweils nur wenige motorische Einheiten, passend zu den hier nur schwach sichtbaren, sehr kurzen Zuckungen. Am Gaumensegel werden der kräftigen und langsameren Kontraktion entsprechend kurze Tetani registriert.

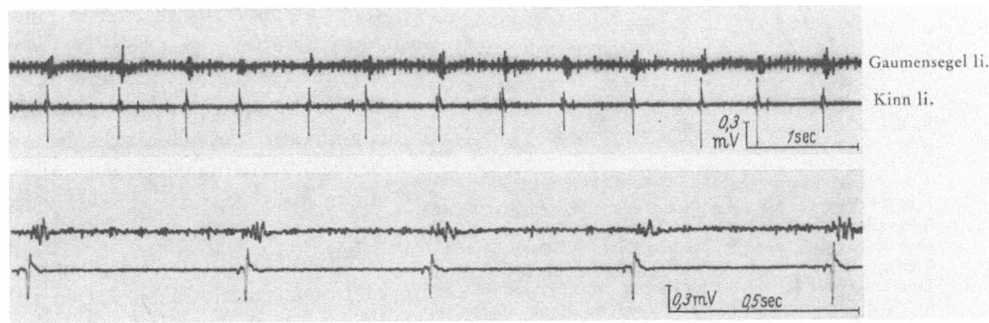

Abb. 1. (Pat. I): EMG myorhythmischer Zuckungen vom linken Gaumensegel und der linken Kinnmuskulatur in Ruhe ohne aktive Innervation. Untere Kurve mit schnellerem Papiervorschub zeigt Phasenverschiebung zwischen Kinn und Gaumensegel

Wie die Abbildungen zeigen, treten die Potentiale oder Gruppen an den verschiedenen Orten weitgehend synchron auf, wie dies schon die bloße Beobachtung erweist. Nur im EMG jedoch ist zu sehen, daß in der Regel eine geringe Phasenverschiebung zwischen Gesicht, Gaumensegel und Augen besteht. Die Gaumensegelpotentiale beginnen bis zu 30 msec (Abb. 1), die Augenbewegungen bis zu 80 msec (Abb. 4) nach den Potentialen des Kinns und der Unterlippe. Innerhalb dieses Spielraums wechseln die genauen zeitlichen Zuordnungen unsystematisch, die Reihenfolge bleibt aber grundsätzlich die gleiche. Zwischen Unterlippe und Kinn auf der linken Seite ist die Zuordnung eine streng synchrone (Abb. 3 b), anders als zwischen linker und rechter Unterlippe (Abb. 3 a), wo aber keine systematische Verschiebung besteht.

Die myorhythmischen Zuckungen treten nicht streng regelmäßig auf; die einzelnen Intervalle wechseln regellos innerhalb eines bestimmten Bereichs. Die Durchschnittsfrequenz (gemessen an EMG-Ableitungen im Gesicht) ist aber sehr konstant, auch an verschiedenen Tagen. Sie beträgt im Dunkel 98,5/min. Die Grenzwerte der Intervalle liegen bei 375 und 800 msec, was einer Frequenz von 75 und 160/min entspricht. Die Häufigkeitsverteilung von 200 Einzelintervallen im Dunkel folgt mit großer Treue einer Normalkurve bei einer Standardabweichung von 88 msec (Abb. 2). Im Hellen bei offenen Augen ist die mittlere Frequenz mit 100,3/min um nicht ganz 2/min größer als im Dunkel. Dieser Unterschied ist statistisch nicht signifikant (c = 1,287; P = 0,20). Die Kurve der Häufigkeitsverteilung von 300 Intervallen im Hellen zeigt jedoch eine geringe positive Asymmetrie gegenüber einer Normalverteilung (Abb. 2), was für eine gewisse Beeinflussung durch das Licht spricht (die statistische Signifikanz des Unterschieds der beiden Verteilungen wurde allerdings nicht geprüft). Die Darbietung von Lichtblitzen mit Frequenzen zwischen 1 und 40/sec bei offenen oder geschlossenen Augen hat keinen Einfluß auf die einzelnen Zuckungen, und auch während Lichtreizserien in der Durchschnittsfrequenz der Myorhythmie ist keine Kopplung zwischen einzelnen Lichtblitzen und Muskelzuckungen und

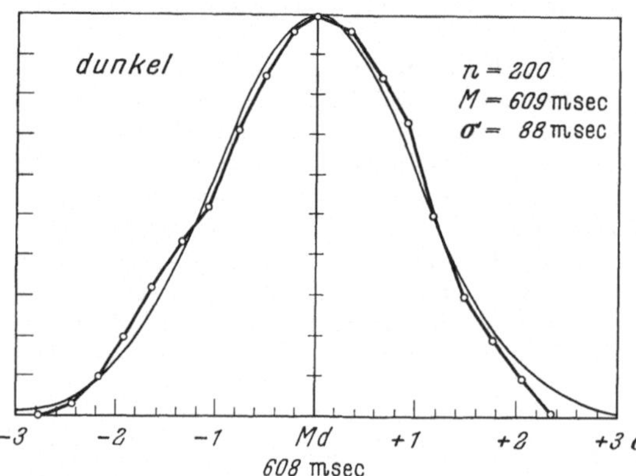

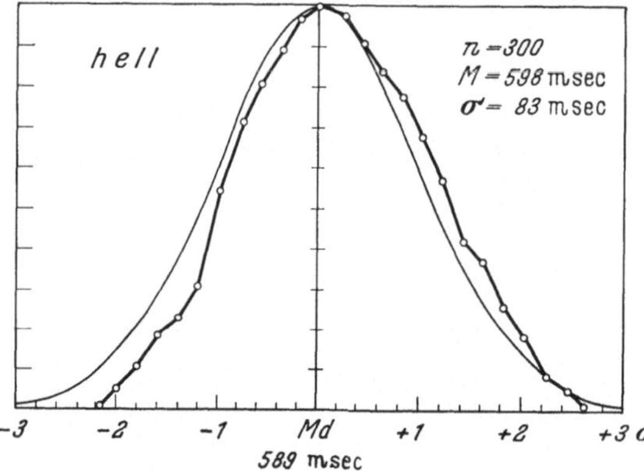

Abb. 2. (Pat. I): Häufigkeitsverteilung unausgelesener Einzelintervalle der myorhythmischen Zuckungen (Gesicht) in Ruhe, oben im Dunkel, unten im Hellen. Punkte: Gemessene und in Vielfache der Standardabweichung (σ) umgerechnete Werte der Einzelintervalle bei einer Klassenbreite von 25 msec für „dunkel" und 17 msec für „hell". Zum Vergleich ist eine Normalverteilung (dünn ausgezogene Kurve) eingezeichnet. n = Gesamtzahl der Einzelintervalle. M = arithmetischer Mittelwert. Md = Median. Im Dunkel ist die Häufigkeit weitgehend normal verteilt (M und Md praktisch identisch), im Hellen geringe positive Asymmetrie (mit deutlichem Unterschied zwischen M und Md). Unterschied der Mittelwerte zwischen „hell" und „dunkel" statistisch nicht signifikant

kein „driving" zu erzielen. Im EEG sind keine abnormen rhythmischen Phänomene festzustellen. Während intermittierender Lichtreizung treten im occipitalen EEG bei 12 und 24/sec kleine evoked potentials auf, auch diese ohne jede Korrelation mit der Myorhythmie. Unerwartete akustische Reize sind ohne Einfluß sowohl auf das EEG als auch auf die motorischen Phänomene. Auch unter Affekten ändert sich an der

Myorhythmie nichts. Im Schlaf werden die Zuckungen im Gesicht unverändert beobachtet (nicht registriert).

Schwache Willkürinnervation eines beteiligten Muskels bahnt die Zuckungen, und zwar nur dieses Muskels, in geringem Grade; im EMG beteiligen sich dann mehr motorische Einheiten an einer entsprechenden Potentialgruppe (Abb. 3 b und c). Die Frequenz verändert sich dabei nicht. In einer starken Innervation andererseits können die Zuckungen untergehen und sind dann auch im EMG nicht mehr zu unterscheiden (Abb. 3 b und c). Nach dem Ende einer starken Innervation wird die myorhythmische Aktivität sogleich wieder sichtbar (Abb. 3); die erste neue Zuckung erscheint dabei in

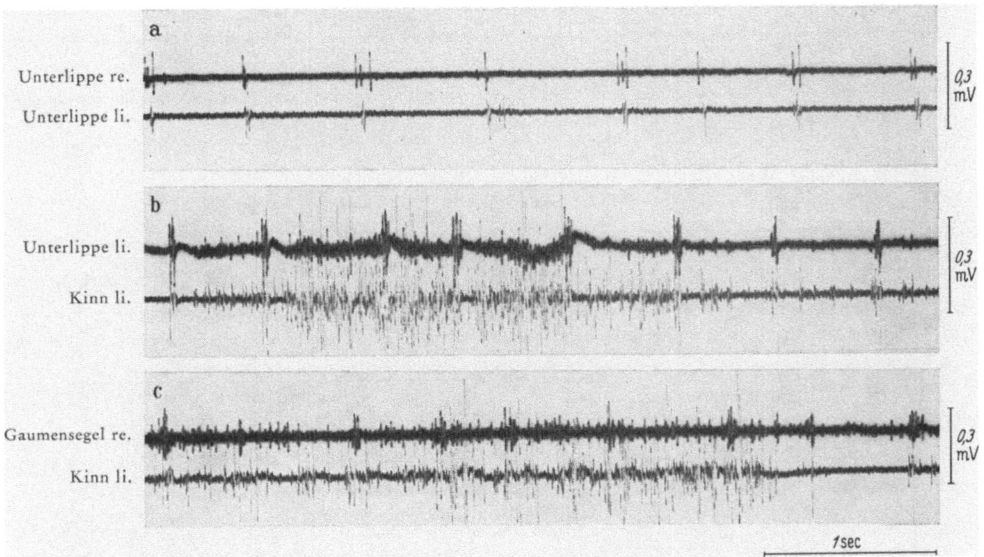

Abb. 3. (Pat. I): EMG myorhythmischer Zuckungen von mehreren Muskeln in verschiedenen Kombinationen. a) ohne aktive Innervation. Potentialmuster auf beiden Seiten verschieden. b) Strenge Synchronisierung und Ähnlichkeit der Potentialmuster von Orbicularis oris und Kinn derselben Seite. Willkürinnervation (Mund spitzen) mit Bahnung der myorhythmischen Gruppen in der Unterlippe und Überdeckung derselben in der Kinnmuskulatur. c) während Phonation, die im rechten Teil der Kurve endet. Beachte in b) und c), wie die Myorhythmie während der Innervation unbeeinflußt weiterläuft

ganz verschiedenen Zeitabständen vom Ende der Innervation, die aber die Dauer der längsten Intervalle nie überschreiten, d. h. der Rhythmus verhält sich autonom. Die Gaumensegelkontraktionen gehen während Phonation weiter und sind dabei gebahnt (Abb. 3 c). Starke Willkürinnervation nicht beteiligter Gebiete (Jendrassikscher Handgriff) bleibt ohne Einfluß auf die Frequenz der Myorhythmie (fortlaufende graphische Intervalldarstellung, aber keine statistische Analyse).

Am wenigsten gleichmäßig ist die Amplitude der Nystagmusschläge. Beim Fixieren werden sie gehemmt, dann ist nicht mehr jede Zuckung im Gesicht von einer schnellen Nystagmusphase begleitet (Abb. 4 a); wenn aber eine auftritt, ist es immer zusammen mit einer myorhythmischen Kontraktion. Nach Augenschluß und beim Blick nach rechts sind die Nystagmusschläge gebahnt, ohne daß gleichzeitig auch die Zuckungen in anderen Gebieten größer werden (Abb. 4 a und b). Die separate Registrierung beider Augen bestätigt, daß das linke eine kleinere Bewegung ausführt als das rechte

(Abb. 4 c). Sie beginnt links und rechts aber immer gleichzeitig, selbst wenn sich beim Blick nach rechts die Schlagrichtung des linken Auges umkehrt, wie dies gelegentlich vorkam (Abb. 4 b).

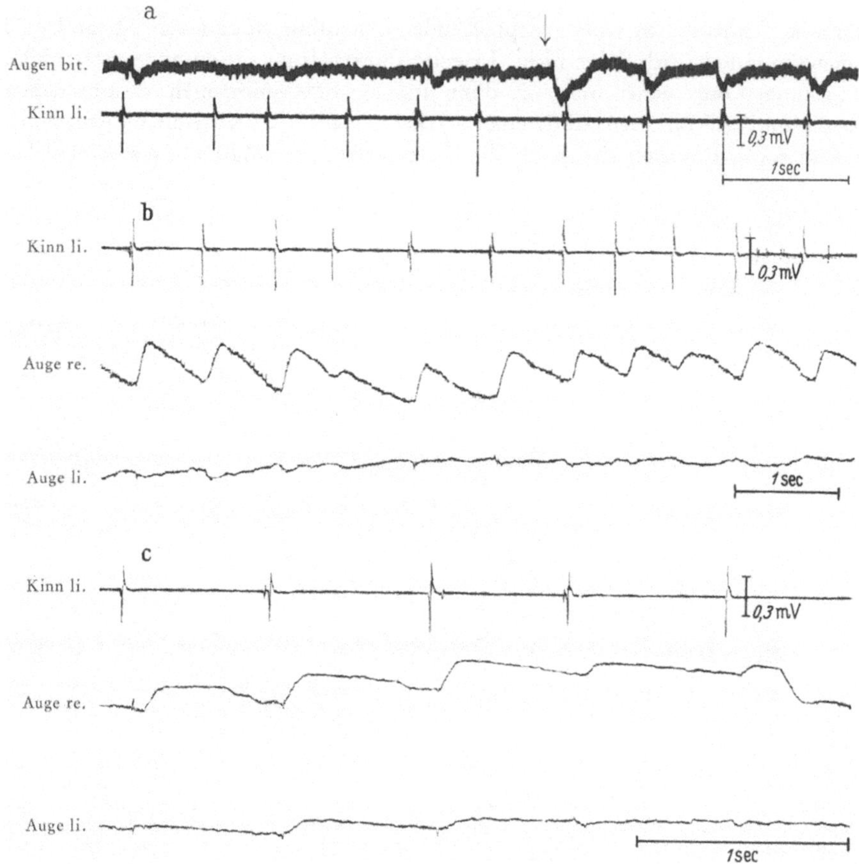

Abb. 4. (Pat. I): EMG der Myorhythmie und synchrone horizontale Augenbewegungen. b) und c) auf Direktschreiber. a) Augen bitemporal (Wechselspannungsverstärkung). Augenbewegung nach re. ist auf der Kurve nach unten. Bei Signal (↓) Augenschluß mit Bahnung des Horizontalnystagmus. b) während Blick nach re. mit Bahnung des Nystagmus. Hier ist Augenbewegung nach re. auf der Kurve nach oben. Augen getrennt registriert (Gleichspannungsverstärkung). Linkes Auge schlägt hier nach li. c) bei geschlossenen Augen und doppelter Registriergeschwindigkeit, sonst wie b). Phasenverschiebung zwischen Kinnmuskultur und schneller Komponente des Nystagmus. Am Ende der Kurve vom rechten Auge wurde der Arbeitspunkt des Gleichspannungsverstärkers nachgestellt

Während klinisch an den Extremitäten eine Myorhythmie nicht zu erkennen war, zeigte eine genauere Durchsicht der EMG vom rechten Unterarm in den Beugern kleine rhythmische Potentialgruppen, die ihrer Frequenz nach zur Myorhythmie gehören könnten. Sie traten nur bei leichter Willkürinnervation, nicht in Ruhe, auf. Simultanableitungen mit Muskelgebieten manifester Myorhythmie sind unterlassen worden, weil uns die Potentiale am Arm zu spät aufgefallen sind.

Es handelt sich hier um einen der relativ seltenen Fälle mit großer Ausdehnung des Myorhythmieterritoriums. Die Resistenz des Symptoms gegenüber den verschiedensten Einflüssen ist typisch (siehe Kapitel E), der Nachweis, daß Sinnesreize dennoch die Häufigkeitsverteilung der Zuckungsintervalle beeinflussen können, um so bemerkenswerter. Die (nur klinisch erschlossene) Herdlokalisation ist für die Hirnnervenmyorhythmie ungewöhnlich (siehe Kapitel D).

Pat. II (Kenn-Nr. 25/126/62) [1]: 44jähr. Mann mit Syringobulbie, die im Alter von 37 Jahren mit linksseitiger Stimmbandlähmung manifest wurde.

Symptomatik: Dissoziierte Empfindungsstörung im li. Trigeminus mit Aussparung der zentralen Schale; auf der Zunge vorne ist die Schmerzempfindung beiderseits herabgesetzt. Nach li. rotierender Spontannystagmus mit vertikaler Komponente nach unten. Abschwächung des linksseitigen Rachenreflexes. Recurrenslähmung links. Gelegentliches Fasciculieren des M. trapezius bds., unregelmäßig verteilt. Aufhebung der Bicepseigenreflexe bds. Dissoziierte Empfindungsstörung re. etwa in C 2 bis L 1, li. in C 2 bis D 2. Aufhebung der Bauchhautreflexe rechts oben.

Bei einer neurologischen Untersuchung mit 38 Jahren noch keine Myorhythmie. Mit 40 Jahren fiel erstmals Gaumensegelparese li. und „ständiges Zucken des hinteren Gaumenbogens links" auf. Bei der jetzigen Untersuchung wurde das Gaumensegel seitengleich innerviert. Kontinuierliche Zuckungen des li. hinteren Gaumenbogens in etwas unregelmäßiger Folge von etwa 60 bis 80/min. Der rotatorische Nystagmus nach li. schlägt beim Blick geradeaus mit etwa 34/min, beim Blick nach li. frequenter und regelmäßiger mit etwa 107/min. Der Nystagmus macht manchmal längere Pausen, der Gaumenbogen nicht. Sonst keine motorischen Spontanphänomene im Bereich der Hirnnerven (einschließlich der inneren Larynxmuskeln), des Zwerchfells und der Extremitäten (außer dem erwähnten Fasciculieren der Mm. trapezii).

Wir leiteten die Gaumenbogenmyorhythmie, den Horizontal- und Vertikalnystagmus und vom M. trapezius in verschiedenen Kombinationen und unter verschiedenen Bedingungen ab. Den Gaumenbogenzuckungen entsprachen hier sehr kurze biphasische

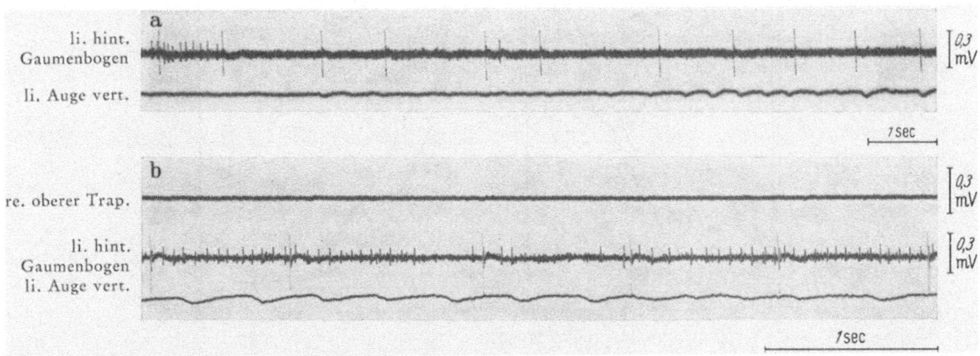

Abb. 5. (Pat. II): Gaumenbogenmyorhythmie (EMG) und davon unabhängiger Vertikalnystagmus nach unten (Augenbewegungen mit Wechselspannungsverstärkung). a) bei langsamer, b) dasselbe bei schneller Registriergeschwindigkeit. Beide Ableitungen während Blick nach li. mit Bahnung des Vertikalnystagmus. Die großen Potentiale sind die Myorhythmie-Schläge, die kleinen sind Ausdruck wechselnder tonischer Hintergrundaktivität des Gaumensegels

Einzelpotentiale, die kontinuierlich rhythmisch auftraten, deren Intervalle und Amplituden (die letzteren hier nur in geringem Maße) in einem bestimmten Bereich regellos wechselten (Abb. 5). Die Frequenz unterlag hier wesentlich größeren Schwan-

[1] Herrn Professor Dr. R. Jung (Abteilung für klinische Neurophysiologie der Universität Freiburg i. Br.) danke ich für die Erlaubnis zur Untersuchung der Pat. II, IV und VII und zur Benutzung der Krankenblattaufzeichnungen; Herrn Dozent Dr. H. Kornhuber für wertvolle Unterstützung bei der experimentellen Untersuchung der Pat. II und VII und für die Anfertigung des Kinofilms von Pat. II.

kungen als bei der Patientin I. Wir zählten in den Registrierungen an verschiedenen Tagen und zu verschiedenen Zeiten zwischen 55 und 105 Zuckungen in der Minute, die höchste Frequenz zu Beginn der ersten Ableitung. Während Kopfrechnen stieg die Frequenz reproduzierbar an. Diese Befunde zeigen schon die größere Plastizität des Symptoms bei diesem Patienten. In der statistischen Analyse erwies sich die Streuungsbreite der Intervalle im Verhältnis zum Mittelwert als fast doppelt so hoch wie bei der Patientin I. Die Häufigkeitsverteilung der Intervalle folgte auch im Dunkel nicht

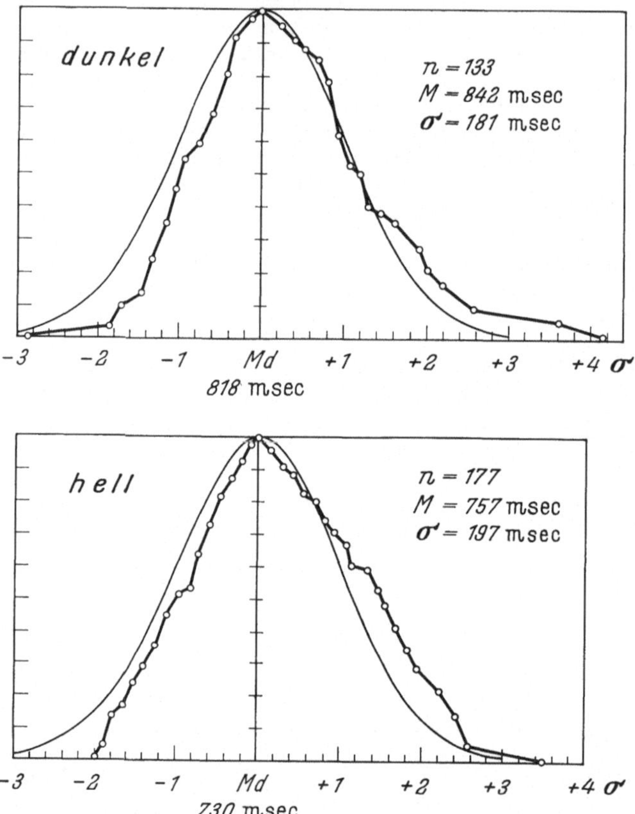

Abb. 6. (Pat. II): Häufigkeitsverteilung unausgelesener Einzelintervalle der myorhythmischen Zuckungen (Gaumenbogen) in Ruhe, oben im Dunkel, unten im Hellen. Punkte: Gemessene und in Vielfache der Standardabweichung (σ) umgerechnete Werte der Einzelintervalle bei einer Klassenbreite von 25 msec. Zum Vergleich ist eine Normalverteilung (dünn ausgezogene Kurve) eingezeichnet. n = Gesamtzahl der verwendeten Intervalle. M = arithmetischer Mittelwert. Md = Median. Beide Kurven weichen von Normalverteilung ab. Mittelwert der Intervalle im Hellen wesentlich kleiner als im Dunkel

einer Normalverteilung, sondern zeigte wie im Hellen eine positive Asymmetrie (Abb. 6). Außerdem war die mittlere Frequenz im Hellen signifikant größer als im Dunkel. Aus diesen Befunden darf geschlossen werden, daß ein systematischer, vom Licht unabhängiger Einfluß wirksam war, der vielleicht mit dem ständigen Reiz durch die an den Gaumen angelegte Elektrode zusammenhing, aber auch andere Gründe haben kann; dies wurde nicht untersucht.

Der Nystagmus bestand, wie schon die Beobachtung unter der Leuchtbrille gezeigt hatte, in rotatorisch nach links und in vertikal nach unten gerichteten Schlägen. Die vertikale Komponente wurde durch Blick nach links (Abb. 5), ferner durch Weckreize, Kopfrechnen oder ähnliches gebahnt, während sie in der Ermüdung stark zurückging und beim Blick geradeaus oder nach unten und während Augenschluß fast verschwand. Sie trat an beiden Augen streng gleichzeitig und mit gleicher Größe auf. Zu den myorhythmischen Zuckungen hatten die Nystagmusschläge keine zeitliche Beziehung, auch nicht vorübergehend, etwa in Form eines Magneteffekts (siehe Abb. 5). Auch die Rotationsbewegungen waren von der Myorhythmie unabhängig, was wir mit Hilfe von Filmaufnahmen des Gesichts bei geöffnetem Mund in Zeitlupe feststellen konnten.

Das mehrfach beobachtete Fasciculieren des M. trapezius war in unseren EMG in Ruhe nicht zu sehen. Während leichtem Anheben der Schulter erschien die Innervation im EMG etwas ungleichmäßig und sakkadierend. Zeitliche Beziehungen zu den rhythmischen Zuckungen des Gaumenbogens bestanden nicht.

Dieser Patient steht gerade am anderen Ende der Skala möglicher Ausdehnung des Myorhythmiesyndroms. Hier zuckt nur der hintere Gaumenbogen einer Seite. Die Ätiologie ist für die Hirnnervenmyorhythmie sehr selten: Wir haben nur einen weiteren Fall mit Syringobulbie auffinden können. Die (klinische) Herdlokalisation retroolivär wirft besondere Probleme auf, die in Kapitel D besprochen werden.

Pat. III (Kenn-Nr. 15/377/62): 40jähr. Frau. Subakute, vorwiegend den Hirnstamm betreffende, in Schüben innerhalb von 8½ Monaten zum Tode führende Meningoencephalitis ohne Erregernachweis.

Es waren etwa fünf Schübe zu unterscheiden, die jeweils mit hohen Temperaturen und Zellvermehrungen im Liquor bis auf 2000 bis 4000/3 Zellen (etwa zur Hälfte Leukocyten und Lymphocyten) einhergingen. Das EEG war während der Schübe mäßig allgemeinverändert, teilweise mit leichter Rechtsbetonung. Die neurologischen Symptome bestanden in anfangs flüchtigen, später länger anhaltenden Nystagmus-, Koordinations- und Augenmuskelstörungen, teils auf der rechten, teils auf der linken Seite. Während des ersten Schubs kamen Schlafstörungen und einige Tage lang sehr lebhafte Halluzinationen bewegter farbiger Bilder ohne Realitätsqualität dazu. Der vierte Schub ging mit Schlucklähmung, Dysarthrie, Paresen und Bewußtseinstrübung einher. Danach war die Pat. psychoorganisch verändert, vor allem affektdurchlässig. Der letzte Rückfall setzte etwa drei Monate vor dem Tode ein und ging, nachdem vorübergehend Zwangsgreifen, Nachgreifen und Schnauzreflexe vorhanden waren, in ein allmählich progredientes pseudobulbäres Bild bei lebhaften Masseter- und Orbicularis oris-Reflexen und in eine zunehmende linksbetonte Tetraparese über.

In diesem Stadium, vier Wochen vor dem Tod, wurden zum ersten Mal kontinuierliche, rasche, nach Amplitude und Intervallen ungleichmäßige Bewegungen der Uvula nach oben und etwas nach rechts beobachtet. Die Frequenz konnte nicht gezählt werden, sie wurde auf über 300/min geschätzt. In der Folgezeit traten synchrone Zuckungen der hinteren Rachenwand nach re. und der inneren Larynxmuskeln, einschließlich der Aryknorpel und der Stimmbänder, li. mehr als re., hinzu. Die Stimmbänder blieben dabei während Phonation und Atmung seitengleich gut beweglich. Gleichzeitig entwickelte sich ein feines Flattern am Mundboden und oberen Hals vorne beiderseits, das weder vom Platysma noch von den Sternocleidomastoidei ausging. Ob es sich um Fortleitung der Myorhythmie von den inneren Kehlkopfmuskeln oder um feine Zuckungen der Mundbodenmuskulatur gehandelt hat, ließ sich nicht klären. Ein in den letzten drei Wochen aufgetretenes Fibrillieren am re. Zungenrand konnte nach Charakter und Rhythmus von den synchronen Gaumen-Rachen-Kehlkopfzuckungen deutlich unterschieden werden. Spontannystagmus war nicht vorhanden. Eine Röntgenuntersuchung des Zwerchfells war nicht mehr möglich. Sakkadierende Atmung oder Flattern im Epigastrium bestanden nicht. Nach 40 mg Prothipendyl i.m. blieb die Gaumen- und Rachenmyorhythmie unverändert. Sie dauerte bis zum Tode fort.

Die histologische Untersuchung des Gehirns (Dr. H. KLEIN, Psychiatrische und Nervenklinik der Universität Freiburg i. Br.) zeigt im Markscheiden- und im Zellbild zahlreiche entzündliche jüngere oder ältere Herde vorwiegend in caudalen Hirnabschnitten und im Hirn-

stamm. Vor allem im Hirnstamm finden sich auch ältere Nekroseherde, darunter auch in der
zentralen Haubenbahn der Brücke auf der rechten Seite. Die rechte bulbäre Olive ist in typi-
scher Weise (siehe Kapitel D) stark hypertrophisch verändert: Das Organ als ganzes ist geschwollen, Hilus und vor allem der Mantel zeigen erheblichen Markschwund, das Olivenband
ist verbreitert (Abb. 7). Die Olivenzellen sind rarefiziert, die erhaltenen zum Teil geschwollen
und vacuolisiert; daneben erkennt man zugrundegegangene Zellen mit umgebender Gliawucherung.

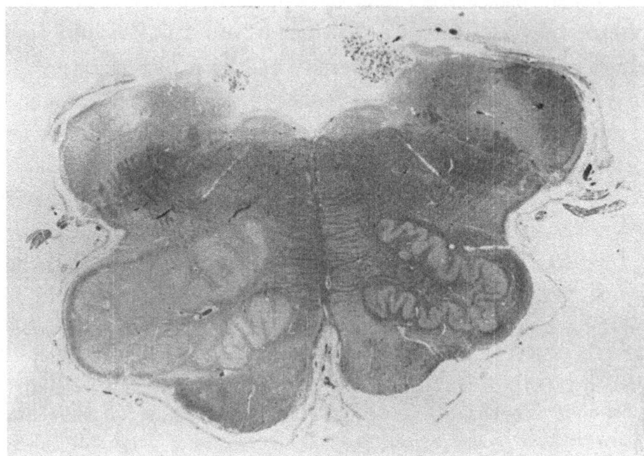

Abb. 7. (Pat. III): Medullaquerschnitt (Markscheidenfärbung). Hypertrophische Degeneration der rechten Olive mit
Vergrößerung des Organs, Markschwund in Hilus und Mantel und Verbreiterung der grauen Substanz. Hinter der
rechten Olive Entmarkung im Bereich der zentralen Haubenbahn. Auch die dorsale Lamelle der linken Olive
erscheint an zwei Stellen verbreitert (Präparat von Dr. H. KLEIN, Psychiatrische und Nervenklinik der Universität
Freiburg i. Br.)

An vier verschiedenen Tagen wurde elektromyographisch vom Gaumensegel abgeleitet. Die Abb. 8 zeigt ein Beispiel. Auf dem Hintergrund einer mehr oder weniger
starken Dauerinnervation des Gaumens treten ununterbrochen Zuckungen auf, teils
in Form von Einzelpotentialen, wie bei Fall II, teils in Form kurzer Gruppen, wie
bei der Patientin I. Die Intervalle und Amplituden wechseln noch mehr als bei den
ersten beiden Fällen. Die Frequenz, gemessen an Einzelintervallen, schwankt etwa

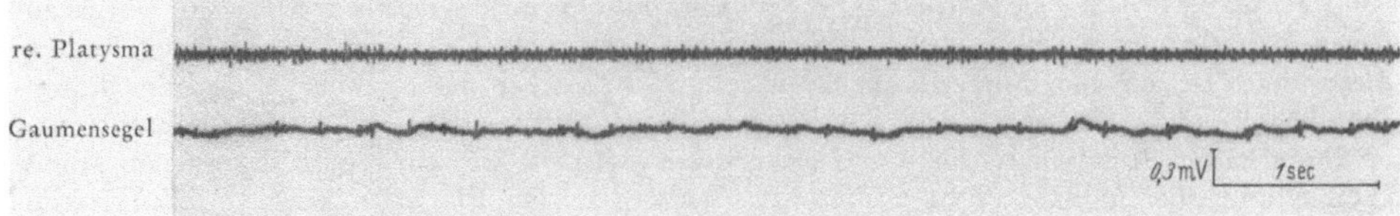

Abb. 8. (Pat. III): EMG einer unregelmäßigen, raschen Myorhythmie des Gaumensegels. Platysma nicht beteiligt

zwischen 200 und 400/min, die Durchschnittsfrequenz liegt etwa bei 300/min oder
etwas darüber. Trotzdem handelt es sich nach Verteilung und Synchronizität sicher
um das typische Myorhythmiesyndrom. Eine Verwechslung mit Fibrillieren ist nach
den genannten Kriterien ausgeschlossen. Statistische Intervallauswertung war bei der
geringen Amplitude der Potentiale, wodurch sie nur schwach aus der Hintergrundaktivität heraustraten, nicht möglich. Die Myorhythmie begann bei dieser Pat. einige

Zeit, nachdem sich ein Pseudobulbärsyndrom etabliert hatte. Sie ist damit den bei Hirnnervenmyorhythmie nicht seltenen Pseudobulbärparalysen (siehe Kapitel D) zuzuordnen.

Die folgende Krankengeschichte muß ausführlicher wiedergegeben werden, weil die Bedeutung des Symptoms Myorhythmie hier schwer zu beurteilen ist.

Pat. IV (Kenn-Nr. 16/1144/64): 31 Jahre alte Arbeiterin. Im Juli 1953 (mit 22 Jahren) wurde anläßlich einer spezifischen Angina eine Lues II (mit stark positiver Wa.R. im Blut, zweimal kontrolliert) entdeckt und mit Salvarsan behandelt, wobei eine universelle Salvarsandermatitis auftrat, die erst im November 1953 abheilte. Danach war die Blut-Wa.R. in allen Reaktionen negativ und blieb bei mehrfachen Kontrollen, zuletzt im April 1961, negativ. Januar 1954 zur Sicherheit Penicillinkur mit 6 Mill. E. November 1954 Klagen über Fremdkörpergefühl und Lidflattern im rechten Auge, ein Jahr später auch im linken, zusammen mit Kribbeln in den Gliedern. November 1955 „Herzanfälle" (ohne Bewußtlosigkeit), etwas später Schwindelgefühl, plötzliche Schmerzen in Gliedern, Nacken und Gesicht, Appetitlosigkeit, Gewichtsabnahme, „Surren in den Gedärmen", allgemeine Hinfälligkeit. Seit Herbst 1955 nicht mehr gearbeitet.

Stationäre internistische Untersuchung im Februar 1956 ergab außer Kreislauflabilität keinen pathologischen Befund. Ambulante nervenärztliche Untersuchung zur gleichen Zeit: Neurologisch und EEG normal; röntgenologisch leichter Felsenbeinhochstand re.; psychisch neurasthenisches Zustandsbild ohne Anhalt für biographische Krise, situative Schwierigkeiten oder psychopathische Persönlichkeitsartung. April 1956 Blut-Wa.R. wiederum negativ; die Pat. will aber nicht glauben, daß die Lues geheilt ist. August 1956 Heilverfahren in einer neurologischen Klinik: Normaler neurologischer Befund; psychisch depressiv-neurasthenisch; wird als „schüchtern, still, mit allem zufrieden" geschildert. Im November 1956 stationäre Untersuchung in einer neurochirurgischen Klinik: Sie klagt dabei u. a. über ein Geräusch im linken Ohr „wie ein Wecker", objektiv ist es jedoch nicht zu hören; neurologisch normal; im Encephalogramm linkes Hinterhorn gegenüber re. etwas weiter, sonst einschließlich Rinde unauffälliges Encephalogramm; Liquor einschließlich Meinicke Kl. R. II normal; Blut-Wa.R. negativ. Am Tag nach der Encephalographie tritt eine komplette Abducensparese li. auf, die im Laufe von einer Woche wieder verschwindet. In der Folgezeit konzentrieren sich die Beschwerden auf ständiges Brennen und geschwollenes Gefühl im Gesicht und am Kopf, drückende Kopfschmerzen, gelegentliches leichtes Zucken in Nacken und Schultern, sowie dauerndes Knacken im Kopf, das auch für Umstehende hörbar sei. Deshalb im Juli 1957 stationäre Untersuchung in einer Ohrenklinik, wo erstmals fortwährende, *rhythmische, symmetrische Gaumensegelkontraktionen* von 120/min mit synchroner Beteiligung der Nasenflügel und gelegentlichen Bewegungen des äußeren Kehlkopfes, zeitweise mit objektiv hörbarem Geräusch, festgestellt werden. Während der Phonation hören die Bewegungen auf. Sonst sind die ohrenärztlichen Befunde einschließlich Laryngoskopie, die Augen, der neurologische Befund und das Elektronystagmogramm normal.

Fünf Jahre später, im September und im November 1962, haben wir die Pat. zu Hause aufgesucht. Sie sprach dabei spontan über ihre Lues vor neun Jahren, die sie bei allen oben geschilderten Untersuchungen verschwiegen hatte. Sie klagte in drängender Weise über Brennen im Kopf, Mundgeruch, Schwitzen, Durst, allgemeine Abgeschlagenheit; sie sei „innerlich vergiftet". Die Paraesthesien in den Gliedern sind verschwunden, das hörbare Knacken wurde nicht mehr erwähnt. Zum Arbeiten ist sie nicht mehr gekommen; sie hilft der Mutter im Haushalt. Geht nicht mehr aus dem Haus. Hat keine Rente beantragt. Die Eltern lassen durchblicken, daß die Pat. zunehmend schwierig geworden ist, ohne daß Näheres zu erfahren ist. Sie spricht in einem Wortschwall mit überlauter Stimme, wirkt euphorisch-gereizt, unbeherrscht, kritikschwach, affektlabil. Dabei keine Denkverlangsamung, erscheint nicht merk- oder konzentrationsgestört. Haftet allerdings am Thema der „innerlichen Vergiftung", die den Charakter einer überwertigen Idee hat. Lehnt ambulante Kontrolluntersuchung in der Klinik trotz Zuredens der Eltern hartnäckig ab. Experimentelle Untersuchung war daher nicht möglich. Beim ersten Besuch im September 1962 zeigten sich fortgesetzt *rhythmische, symmetrische Gaumensegelkontraktionen* großer Amplitude ohne Beteiligung der Nasenflügel oder des äußeren Larynx. Beim Besuch im November 1962 war die *Gaumensegelmyorhythmie nicht vorhanden.* Der neurologische Befund war bei stummer Sohle beiderseits völlig normal bis auf eine leichte Ptose re., von der die Pat. angab, daß sie angeboren sei, und die beim Vater ebenfalls zu sehen war.

Vor allem von Otologen sind immer wieder Fälle beschrieben worden, bei denen das Symptom traumatisch-reaktiv (nach Schreck usw.), im Zusammenhang mit chronisch-entzündlichen Lokalbefunden im Nasenrachenraum oder eingebettet in allgemeine neurasthenische Beschwerden aufgetreten ist oder als Motilitätsneurose oder Tic (vor allem bei Kindern) gedeutet worden ist. Die Kranken suchen den Ohrenarzt wegen eines subjektiven oder sogar objektiv hörbaren Ohrgeräusches auf, das durch die rhythmischen Kontraktionen der Tubenmuskulatur und aktive (über die Mittelohrmuskeln) oder passive Bewegungen des Trommelfells zustande kommt.

In der Zusammenstellung auf Tab. 1 (S. 34) sind 47 weitere Fälle aus der Literatur aufgeführt, bei denen außer dem Myorhythmiesyndrom selbst, in den meisten Fällen beschränkt auf die Gaumen- und Rachenmuskulatur, kein pathologischer Befund am Nervensystem beschrieben ist. Davon waren die meisten von den Autoren selbst als „nicht cerebralorganisch" aufgefaßt worden. Darunter befinden sich Patienten, die das Symptom willkürlich aus- und einschalten konnten [z. B. *B 65*, Fall 1 und 4; *B 94*, *B 180*] oder bei denen es auf Elektrisieren, Diathermie, Lokalbehandlungen, Hypnose oder andere Suggestivmaßnahmen verschwand [*B 8*, *B 17*; *B 65*, Fall 5; *B 67*, Fall 1; *B 143*, *B 146*, *B 150*, *B 159*, *B 188*, *B 207*]. Noch im letzten Weltkrieg wurden Fälle publiziert [*B 133*, *B 150*], bei denen die Myorhythmie schreckreaktiv aufgetreten war.

Bei nicht wenigen Pat. dieser Gruppe wird der starke Wechsel in der Ausprägung des Symptoms hervorgehoben, sein anfallsweises Auftreten oder sein vorübergehendes oder dauerndes Verschwinden (sei es spontan, sei es unter Veränderung der äußeren Lebensumstände). Das subjektive und objektive Ohrgeräusch schließlich, das diese Patienten gewöhnlich zum Arzt führt, hat natürlich „Demonstrationswert". Oft handelt es sich um Kinder. Nicht selten liegt die Frequenz der Zuckungen unter 100/min. Man könnte sich deshalb vorstellen, daß in Analogie zum psychogenen Tremor auch rein funktionelle Gaumensegelmyorhythmie vorkommt. Die Beschreibung der meisten dieser Pat. ist aber recht dürftig. RADER-MECKER und HELSMOORTEL [*B 164*] haben 1939 an Hand eines solchen Pat. mit normalem neurologischem Befund, der im Liquor eine Eiweißvermehrung hatte, eine Reihe der als rein funktionell gedeuteten Fälle kritisiert und betont, daß ihre „nicht organische" Genese nicht genügend gesichert ist. Immerhin hat aber kein geringerer als OPPENHEIM einen „reinen Tic des Gaumensegels gesehen, der suggestiv zu beeinflussen war" [*B 146*], und später sind genauere Beobachtungen funktioneller Fälle mitgeteilt worden [z. B. *B 30*, Fall 3; *B 65*, Fall 1, 3, 4 und 5], die einer Kritik eher standhalten. Dabei darf jedoch nicht vergessen werden, daß Kranke beschrieben sind, bei denen die Hirnnervenmyorhythmie das erste Symptom eines erst im Laufe von Jahren zu schweren Ausfallserscheinungen führenden Hirnstammprozesses war [*B 71*, Fall 1]. Ferner ist auch bei sicher organischen Fällen beobachtet worden, daß die sonst typischen Zuckungen tageweise aussetzten, das Symptom nach Jahren verschwand (während es sonst bis zum Tod fortdauert) oder ein objektives Kopfgeräusch auftrat [z. B. *B 71*, Fall 1]. Ferner gibt es unter den Kindern mit Gaumensegelmyorhythmie mehrere mit Kleinhirntumoren und auch die relativ niedrige Schlagfrequenz kommt nicht nur bei den „funktionellen" Fällen vor.

Bei unserer Patientin läßt, wenn man von der flüchtigen Augenmuskelparese nach Pneumencephalographie absieht, nur der psychische Befund an etwas Organisches denken. Vor allem wenn man ihr Verhalten bei den letzten Untersuchungen mit der Schilderung vergleicht, die in früheren Krankengeschichten von ihr gegeben wird, erscheint eine organische Wesensänderung, nachfolgend einem neurasthenischen Vorstadium, möglich. Andererseits ist der psychische Befund, der während der Hausbesuche nur unsystematisch erhoben werden konnte, nicht typisch genug, um die sichere Diagnose eines organischen Psychosyndroms zu erlauben. Er läßt nur den Verdacht auf ein solches zu.

Mit dem folgenden Patienten beginnt die Reihe der „Kontrastfälle".

Pat. V (Kenn-Nr. 17/421/64): 14jähr. Junge. Residualepilepsie mit generalisierten Anfällen und rhythmischen Myoklonien in Gesicht, Rachen und Kehlkopf.

Geburt und frühkindliche Entwicklung nach Angaben der Mutter unauffällig. Mit 3 Jahren erstmals 2 Krampfanfälle. Seit dem 9. Lebensjahr mehrmals jährlich der Schilderung nach generalisierte Krampfanfälle, vorwiegend morgens nach dem Erwachen. Seit einem Jahr ständiges Zittern des linken Mundwinkels. Seit einigen Jahren im Umgang zunehmend eigensinnig und reizbar.

Befund: Etwas dysproportionierter Körperbau, Kieferanomalie mit Fehlbiß, angedeuteter Pes varus beiderseits. Neurologisch Linksbetonung der Eigenreflexe, Sprache etwas dysarthrisch-polternd. Psychisch kritiklos und im Verhalten ungesteuert. Bei der Intelligenzprüfung Leistungsmängel hirnorganischer Art mäßigen Grades. EEG: Über der ganzen rechten Hemisphäre ist der α-Rhythmus langsamer und unregelmäßiger und von streckenweise überwiegenden Zwischenwellen durchsetzt. Temporal und parietal re. sind einzelne steile Wellen eingestreut. Pneumencephalogramm: Durchgehende mäßige Erweiterung und Verplumpung des rechten Seitenventrikels in allen seinen Abschnitten mit Atrophie im Stammganglien- und Thalamusbereich. Die Temporalhörner sind beiderseits mäßig erweitert, re. deutlich mehr als links.

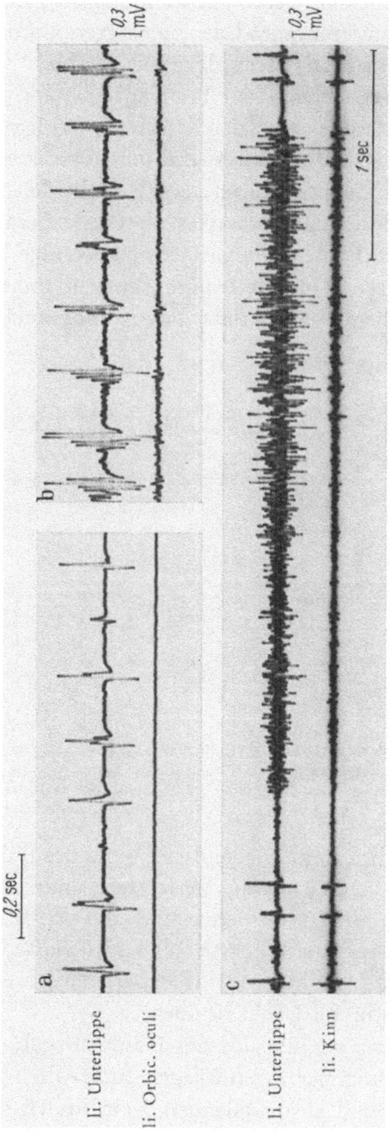

Am linken Mundwinkel kontinuierliches, höchstens für Sekunden gelegentlich unterbrochenes Zittern und Zucken kleiner Amplitude hoher Frequenz, so daß diese nicht gezählt werden kann. Die aktive Facialisinnervation ist seitengleich. Wenn der Mund aktiv geschlossen wird, verschwindet das Zucken vorübergehend oder seine Amplitude wird kleiner. Wegen behinderter Nasenatmung infolge von adenoiden Wucherungen kann der Mund aber nicht für längere Zeit geschlossen werden. Auch der weiche Gaumen zeigt linksbetont schnelle rhythmische Kontraktionen geringer Amplitude, ebenso die linke hintere Rachenwand bis hinunter zum Sinus piriformis, sowie beide Aryknorpel. Ob die Zuckungen in den verschiedenen Gebieten synchron sind, läßt sich wegen der hohen Frequenz durch Beobachtung nicht feststellen, jedoch scheint die Frequenz in den verschiedenen Bereichen ähnlich. Die Willkürbewegung der Stimmbänder ist normal.

Abb. 9. (Pat. V): Residualepilepsie mit rhythmischen Myoklonien. EMG rhythmischer Zuckungen der jeweils angeschriebenen Muskeln, a) in Ruhe bei offenen Augen, b) bei geschlossenen Augen. Im M. orbicularis oculi schwache tonische Innervation und geringe synchrone Beteiligung an den rhythmischen Zuckungen der Unterlippe. c) Streng synchrone Zuckungen der linken Unterlippe und des linken Kinns unterbrechen sich während einer Willkürinnervation (Mund spitzen). In a) und b) Papiervorschub doppelt so schnell wie in c)

In mehreren Sitzungen wurde elektromyographisch von den Mm. orbiculares oris und oculi, von der Kinnmuskulatur und vom weichen Gaumen abgeleitet. Die Aktionspotentiale der Zuckungen haben an der linken Unterlippe ihre größte Amplitude. Sie bestehen entweder aus biphasischen Einzelpotentialen (Abb. 9 a), was einen hohen Synchronisierungsgrad der beteiligten motorischen Einheiten anzeigt, oder aus kurzen polyphasischen Potentialgruppen (Abb. 9 b). Die Entladungen erfolgen rhythmisch, aber unregelmäßig, mit Frequenzen zwischen 5 und 8/sec, fast kontinuierlich, wobei die Amplituden und der Synchronisierungsgrad innerhalb einer Zuckung anscheinend regellos wechseln. Die Auszählung zweier größerer Stichproben (eine bei offenen, eine bei geschlossenen Augen) ergab in beiden Fällen eine mittlere Frequenz von genau 7/sec. Manchmal kommt es ohne erkennbaren Anlaß zu vollständigen oder unvollständigen Pausen, die meistens nur wenige Sekunden, höchstens aber bis zu 10 Sekunden dauern. Von der Kinnmuskulatur links und vom rechten M. orbicularis oris sind entsprechende Potentiale bzw. Potentialgruppen kleinerer Amplitude abzuleiten,

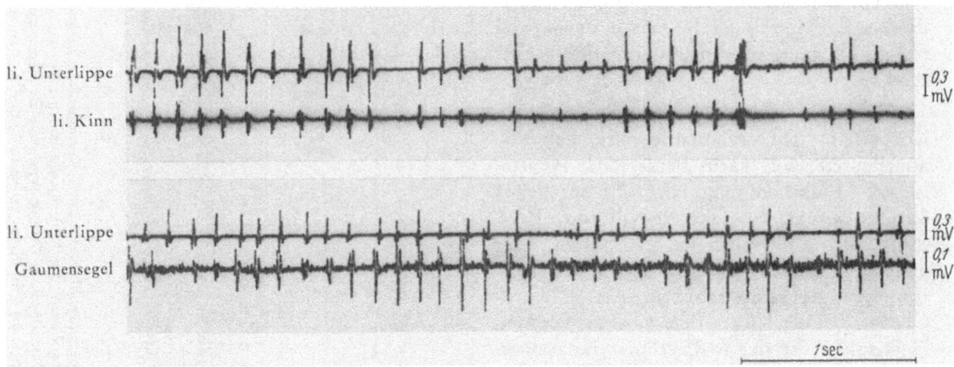

Abb. 10. (Pat. V): EMG rhythmischer Zuckungen der angeschriebenen Muskeln. Der obere Streifen zeigt strenge Synchronie der rhythmischen Potentiale an Unterlippe und Kinn, während Unterlippe und Gaumensegel zwar mit fast identischer Frequenz, aber nicht synchron tätig sind (unterer Streifen). Periodische Veränderungen der Amplituden des Gaumensegels

gelegentlich ist auch eine Beteiligung der linken Oberlippe und des linken M. orbicularis oculi nachzuweisen, die letzteren nur dann, wenn die Zuckungen stärker werden. In allen diesen Gebieten sind die Erregungsabläufe im Bereich der verwendeten Registriergeschwindigkeit (bis zu 10 cm/sec) streng synchron und die spontanen Amplitudenschwankungen sind dabei weitgehend gleichsinnig, auch Pausen treten meistens gleichzeitig auf (Abb. 10 oben).

Anders verhält sich das Gaumensegel: Auch hier ist die rhythmische Myoklonie mit nicht immer regelmäßigen Intervallen zwischen den einzelnen Potentialgruppen, den an- und abschwellenden Amplituden sowie spontanen Pausen vorhanden. Auch hier liegt die Durchschnittsfrequenz bei 7/sec. Die Zuckungen erfolgen aber keineswegs synchron mit jenen im Gesicht (Abb. 10 unten). Ferner sind die gelegentlichen Pausen anders verteilt und die Amplitudenschwankungen verlaufen nicht gleichsinnig mit jenen im Gesicht.

Streckenweise treten jedoch reziproke periodische Veränderungen der Amplituden an Unterlippe und Gaumensegel auf, die auf eine „gleitende Koordination" [71] zwischen den beiden rhythmischen Phänomenen hinweisen. Wir haben daher die Häufigkeit vier verschiedener Phasenbeziehungen ausgezählt, wie sie in Abb. 11 dargestellt sind. 0 bedeutet synchrone Aktion zwischen linker Unterlippe und Gaumensegel, 90° eine Verzögerung des Gaumensegels gegenüber der Unterlippe um etwa ein Viertel der durchschnittlichen Intervalldauer (die etwa 144 msec beträgt), 180° alternierende Aktion, 270° eine Verzögerung der Unterlippe gegenüber dem Gaumensegel von wieder etwa einem Viertel der Intervalldauer. Die Darstellung erfolgte getrennt für drei verschiedene Gruppen von Stichproben, a) während großer Amplituden der Unterlippe bei gleichzeitig relativ kleinen Zuckungen des Gaumensegels, b) während etwa gleich starker Tätigkeit der beiden Muskeln, c) während großer Amplitude des Gaumensegels bei relativ kleinen Zuckungen der Unterlippe. Die graphische Darstellung zeigt eine Tendenz zur Phasenkopplung mit Maximum bei 90°. Es sieht dabei so aus, als ob die großen Zuckungen der Unterlippe die schwächeren des Gaumensegels führen. Auch wenn beide Aktivitäten etwa gleich groß sind, ändert sich praktisch nichts. Erst wenn die rhythmische Gaumensegeltätigkeit anwächst, während die des M. orbicularis oris kleiner wird, setzt sich eine umgekehrte Tendenz mit einem zweiten Maximum bei 270° mehr durch. Bemerkenswert ist ferner eine den drei Gruppen gemeinsame Neigung zu synchroner Aktion bei umgekehrt sehr schwacher zu alternierender Tätigkeit. Die Kurve der Phasenbeziehungen mit ihren ausgeprägten Maxima und Minima spricht dafür, daß zwischen den beiden

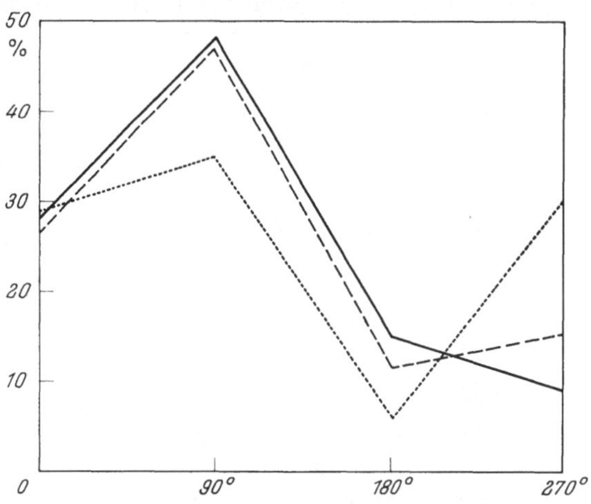

Abb. 11. (Pat. V): Häufigkeit der Phasenbeziehungen der Zuckungen des Gaumensegels gegenüber den Zuckungen der Unterlippe. Die Phasenbeziehungen sind in vier Klassen eingeteilt, die jeweils einem Viertel eines Intervalls entsprechen. Bei 0 sind die Zuckungen synchron, bei 90° zuckt das Gaumensegel um etwa ein Viertel der Intervalldauer später. Durchschnittliche Intervalldauer 144 msec. Die Phasenbeziehungen sind für drei verschiedene Gruppen getrennt dargestellt: a) ausgezogene Linie, während Zuckungen kleiner Amplitude des Gaumensegels und großer der Unterlippe ($n = 168$). b) gestrichelte Linie, während etwa gleich großer Zuckungen des Gaumensegels und der Unterlippe ($n = 196$). c) punktierte Linie, während großer Amplitude des Gaumensegels und kleiner der Unterlippe ($n = 104$). Hier tritt ein zweites Maximum bei 270° auf

den rhythmischen Phänomenen eine lockere, relative Koordination besteht, wobei meistens die Unterlippe führt, während das Gaumensegel nur selten die Führung an sich reißt („Fokuswechsel", siehe [71]). Unter diesen Umständen ist es nicht zu erwarten, daß die Häufigkeit der verschiedenen Intervalle zwischen den Zuckungen einer Normalverteilung folgt, was durch die entsprechende Kurve bestätigt wird (Abb. 12). Man erkennt eine asymmetrische Verteilung mit Übergewicht auf der Seite der kurzen Intervalle und einem zweiten kleinen Gipfel im Bereich der langen Intervalle.

Während Willkürinnervation eines beteiligten Muskels oder Ausdrucks- oder Mitbewegungen im Gesicht (z. B. Gähnen) fällt die rhythmische Myoklonie meistens völlig aus (Abb. 9 c). Ein regelmäßiger Bahnungseffekt ist auch durch feindosierte aktive Innervation im allgemeinen nicht zu erreichen, wenn sich auch die Potentiale dabei gelegentlich für kurze Zeit in polyphasische Gruppen umwandeln (Rekrutierung zusätzlicher motorischer Einheiten). Nicht selten sistiert die rhythmische Myoklonie schon einige 100 msec vor dem Auftauchen der Willkürtätigkeit im EMG und setzt erst Bruchteile von Sekunden nach ihrem Ende wieder ein (Abb. 9 c). Dies ist aber nicht regelmäßig der Fall. Anregung und affektive Belastung bahnt die Amplitude und in geringem Grade die Frequenz der rhythmischen Zuckungen. Die Darbietung von Lichtblitzserien verschiedener Frequenzen zwischen 2 und 30/sec führt anfangs, solange die Prozedur noch neu ist, zu einer Bahnung der Zuckungen, später nicht mehr. Typisches „driving" ist nicht zu erzielen, auch dann nicht, wenn die Blitzfrequenz in der Nähe der Durchschnittsfrequenz der Zuckungen gehalten wird

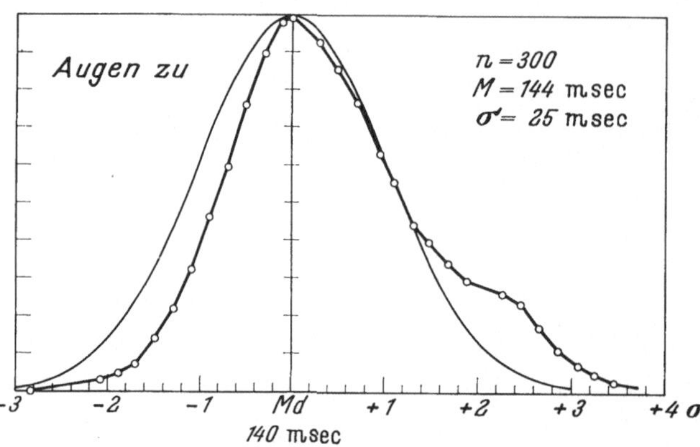

Abb. 12. (Pat. V): Häufigkeitsverteilung unausgelesener Einzelintervalle rhythmischer Zuckungen der linken Unterlipppe in Ruhe bei geschlossenen Augen. Punkte: Gemessene und in Vielfache der Standardabweichung (σ) umgerechnete Werte der Einzelintervalle bei einer Klassenbreite von 5 msec. Zum Vergleich ist eine Normalverteilung eingezeichnet (dünn ausgezogene Kurve). n = Gesamtzahl der gemessenen Intervalle. M = arithmetischer Mittelwert. Md = Median. Die Verteilung ist asymmetrisch und zeigt einen zweiten Gipfel im Bereich der längeren Intervalle

(allerdings keine statistische Analyse).

Mehrfach wurden EEG-Ableitungen durchgeführt mit dem Ziel, einen etwaigen corticalen spice-Fokus zu entdecken. Trotz ausgiebiger Suche mit Hilfe verschiedener Elektrodenanordnungen war ein solcher auch über dem Fuß der vorderen Zentralwindung (dem Gebiet der motorischen Repräsentation von Gesicht und Rachen) auf der rechten Seite nicht zu entdecken.

In einem Schlafversuch (nach Schlafentzug, ohne Pharmaka) mit Ableitung des EEG und der Mm. orbicularis oris und orbicularis oculi links und der Augenbewegungen (bitemporal) zeigte sich, daß die rhythmische Myoklonie praktisch verschwand, sobald sich das EEG abflachte (Stadium B nach Loomis et al. [85]). Ab und zu kam es gleichzeitig mit den steilen Wellen und K-Komplexen des C-Stadiums zu einzelnen Zuckungen oder kleinen Serien. Während des Versuches wurde Stadium D, nicht aber ein „Stadium rascher Augenbewegungen" erreicht. Während forcierter Weckversuche trat die Myoklonie jeweils sehr stark auf und erreichte dabei Frequenzen bis zu 8/sec. In diesem Stadium beteiligte sich vorübergehend jeweils auch der M. orbicularis oculi; seine Zuckungen waren dabei wie immer streng synchron mit denjenigen der Unterlippe.

Dieser Fall ist außerordentlich interessant, da man ihn auf den ersten Blick sehr leicht als Gaumensegelmyorhythmie einreihen könnte. Dagegen spricht jedoch eine Reihe von Befunden: 1. Die Zuckungen des weichen Gaumens sind nicht synchron mit denjenigen im Gesicht. 2. Die Zuckungsfrequenz liegt weit über derjenigen, wie sie bisher bei der Hirnnervenmyorhythmie festgestellt worden ist (siehe S. 37 und Abb. 30). 3. Die Zuckungen verschwinden im Schlaf. Danach wird man das vorliegende Syndrom nicht zur Hirnnervenmyorhythmie rechnen. Bemerkenswert ist aber eine Parallele zum Ruhetremor (Parkinsontremor), mit dem es die Frequenz, das Sistieren unter Willkürinnervation und im Schlaf sowie Erscheinungen relativer Koordination gemeinsam hat.

Pat. VI (Kenn-Nr. 16/497/63): 26jähr. Mädchen. Myoklonische petits maux.

Erstmals mit 17 Jahren sei sie gelegentlich plötzlich zusammengezuckt. Dies wiederhole sich in unregelmäßigen Abständen, dann meistens in kurzen Serien, vor allem nach Schlafentzug und gewöhnlich in den ersten Morgenstunden. Manchmal schleudere sie dabei Gegenstände aus der Hand. Gelegentlich sei eine kurze Lücke im Denken damit verbunden oder sie verliere im Gespräch einen Moment den Faden. Vor vier Jahren einige Male nach Ohrensausen und Schwindel schwarz vor den Augen und für eine Minute ohnmächtig, ohne Einnässen oder Zungenbiß, nach Angabe eines Zeugen auch ohne Krämpfe. Familienanamnese leer.

Der neurologische Befund war normal. Psychisch unauffällig. Schädelröntgenaufnahmen in zwei Ebenen ohne pathologischen Befund. Im EEG mehrfach generalisierte frontal-präzentral betonte kurze Gruppen synchroner Krampfspitzen mit nachfolgenden langsamen Wellen ohne subjektive oder beobachtete Myoklonien.

Während Reizung mit repetierenden Lichtblitzen bei geschlossenen Augen treten rhythmische Myoklonien der Mm. orbiculares oculi auf, wenn die Reizfrequenz 12 bis 15/sec übersteigt. Gleichzeitig, aber lange nicht so konstant wie die Zuckungen der Augenlider, können große generalisierte Krampfspitzen im EEG erscheinen. Die Abb. 13 und 14 zeigen rhythmische Lidmyoklonien während Lichtreizung, ein Stück weit begleitet von Krampfspitzen im EEG. Die Lidmyoklonien wachsen während der

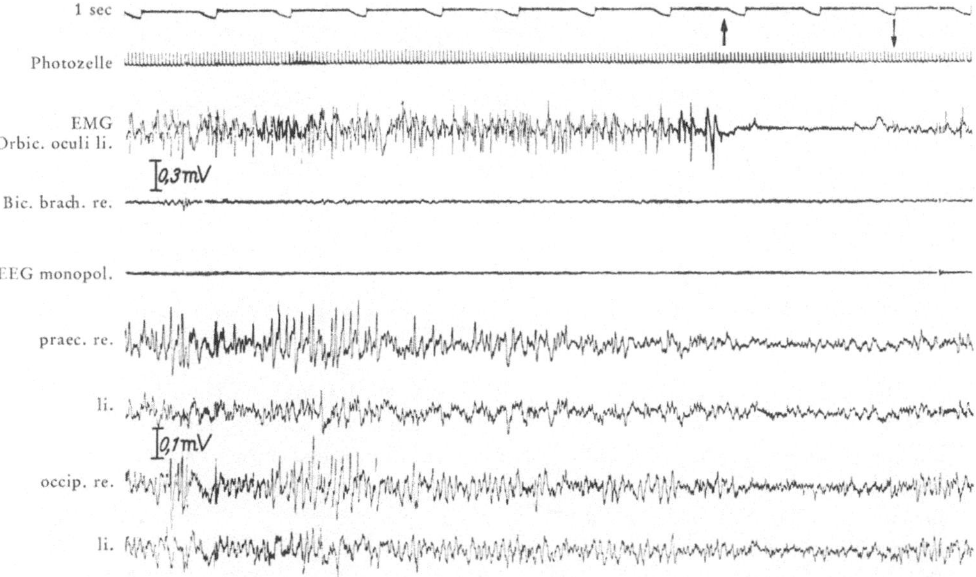

Abb. 13. (Pat. VI): Epilepsie mit myoklonischen petits maux. EMG der Mm. orbicularis oculi li. und biceps brachii re. und EEG (unipolar gegen gleichseitiges Ohr) während Darbietung repetierender Lichtblitze bei geschlossenen Augen. Direktschreiber. Lichtfrequenz 20/sec. Starke klonische Zuckungen der Augenlider, die nach Augenöffnen (↑) verschwinden, nach Augenschluß (↓) sich langsam wieder aufbauen. Auf der linken Seite der Kurve eine Bicepszuckung. Im EEG während der ersten Hälfte der Registrierung gehäufte rechtsseitig betonte Krampfspitzen, die im weiteren Verlauf der Ableitung wieder zurücktreten, während die Lidmyoklonien anhalten

Lichtreizung an (Abb. 14), ebenso wie die Krampfspitzen (besonders deutlich auf Abb. 15). Streckenweise wird jeder einzelne Lichtblitz von einer Zuckung begleitet (Abb. 14). Gelegentlich kommt es auch zu Myoklonien des Armes (Abb. 13 und 14). Die Patientin ist während der ganzen Zeit ansprechbar. Augenöffnen unterbricht die

Lidzuckungen sofort, obwohl die Lichtreizung unverändert weitergeht; nach Augenschluß setzen die Zuckungen allmählich wieder ein (Abb. 13). Unter Primidone war
die Lichtreizung wirkungslos.

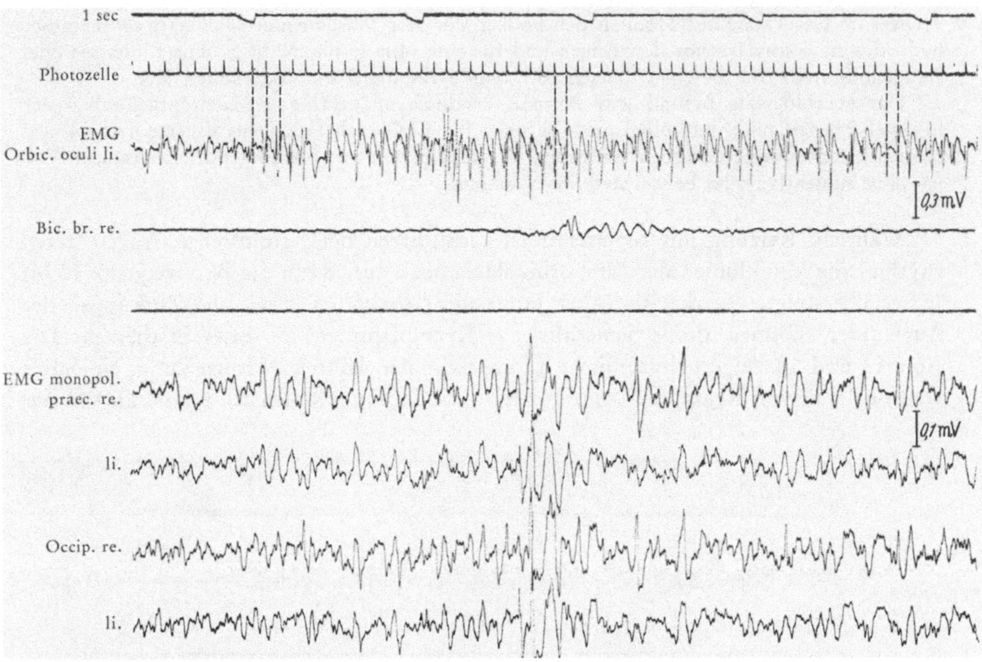

Abb. 14. (Pat. VI): Wie Abb. 13, aber mit doppelter Registriergeschwindigkeit. Die Lichtreizfrequenz steigt im
Laufe der Registrierung von 12 auf 15/sec an. Die Lidmyoklonien bauen sich auf, bis jedem Lichtblitz eine
Lidzuckung folgt. An drei Stellen sind die Lichtblitze in die Orbicularis oculi-Registrierung eingezeichnet zur
Veranschaulichung der sehr konstanten Latenzzeit von rund 50 msec. In der Mitte des Streifens myoklonische
Zuckung der Arme

Die einzelne Lidzuckung hat eine recht konstante Latenz von rund 50 msec nach
einem Lichtblitz (Abb. 14), die ungefähr der Latenz von Zwinkerreflexen auf Licht
bei Gesunden entspricht [104]. Die letzteren sind aber lange nicht so stark synchronisiert, und sie verschwinden rasch während repetierender Reizung. Die Facialismotoneurone werden also bei der Patientin in strenger Kopplung mit den Lichtblitzen
erregt. Die einzelnen Krampfspitzen dagegen zeigen keine feste Zeitbeziehung zu den
Reizen, ebenso wenig wie zu den Lidzuckungen. Sie erscheinen oft in kurzen Gruppen
wesentlich höherer Frequenz als die Lichtreize. Auch die Ausprägung der Krampfspitzen und der Myoklonien geht, wie schon erwähnt, oft nicht Hand in Hand. Die
Befunde sprechen damit für eine unter sich teilweise unabhängige zum Cortex auf-
und in Motoneurone absteigende abnorme Aktivität (siehe Kapitel B). Beide Phänomene haben zwar die Voraussetzung temporaler Summation gemeinsam, wie die
Rekrutierungsvorgänge erkennen lassen. Es muß sich aber um verschiedene Systeme
handeln, die, vom gleichen Reiz angestoßen, eine individuelle Tätigkeit entfalten.
Auch Hemmungsvorgänge können sich gleichzeitig cortical und in den motorischen
Äußerungen manifestieren: Große Krampfspitzen werden manchmal, trotz fort-
dauernder Lichtreizung, von einer Serie langsamer Wellen unterbrochen (ähnlich wie

die spontanen Krampfwellengruppen ohne Myoklonien im Ruhe-EEG der Patientin), wobei gleichzeitig auch die Lidzuckungen aussetzen können, um sich kurz danach wieder aufzuschaukeln (Abb. 15).

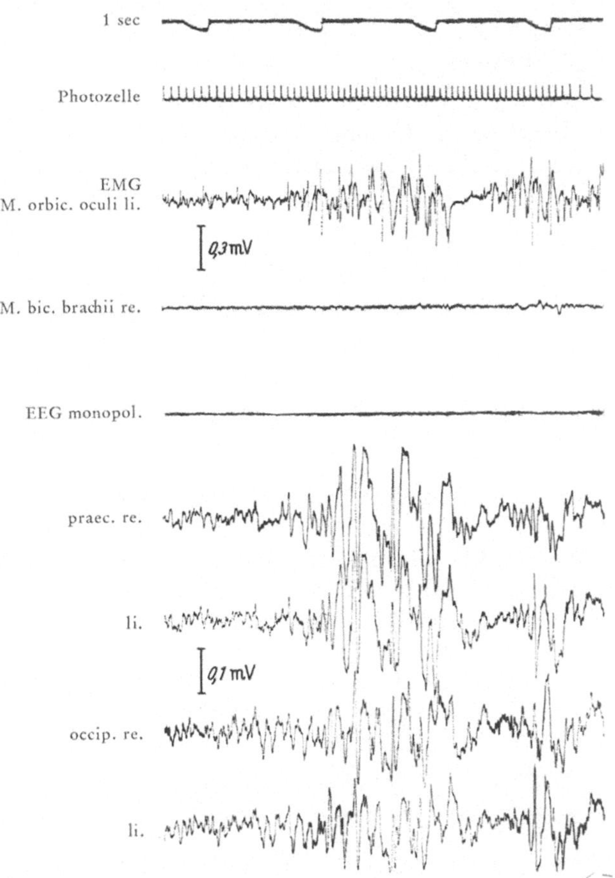

Abb. 15. (Pat. VI): Wie Abb. 13 und 14. Registriergeschwindigkeit wieder langsamer. Lichtfrequenz von 15 auf 19/sec (in der Mitte des Streifens) ansteigend. Zusammen mit Krampfspitzen im EEG treten Lidmyoklonien auf, beide mit rasch wachsender Amplitude. Zwischen die Krampfspitzen schieben sich einige langsame Wellen, danach brechen Krampfspitzen und Myoklonien gleichzeitig ab und bauen sich nach kurzer Pause wieder auf

Dieser Fall ist ein Beispiel für Myoklonien bei Epilepsie mit begleitenden EEG-Paroxysmen und einer starken Abhängigkeit von Sinnesreizen („Reflexmyoklonie"). Die Befunde sprechen für eine Beteiligung „rekrutierender" subcorticaler Systeme.

Pat. VII (Kenn-Nr. 25/649/61): 18jähr. Mann. Encephalitis mit generalisierten Myoklonien einschließlich der Augen.

Beginn 2½ Monate vor der ersten Ableitung mit 14tägigem fieberhaftem Infekt, anschließend Schwindel und Erbrechen. Fünf Tage darauf traten frequente Myoklonien am ganzen Körper, einschließlich der Augen (Opsoklonie), des Gesichtes, der Zunge und der Atemmotorik auf. Ferner fanden sich Ataxie, linksbetonter Intentionstremor, Störung des optokinetischen Nystagmus nach re., später Konvergenzschwäche und Harnverhaltung. Außerdem bestanden hochgradige Schlafstörung, Zwangslachen, herabgesetzte Krankheitswahrnehmung, Bulimie. Keine Bewußtseinsveränderung. Normales EEG.

Die Myoklonien wurden durch Reize, Affekte und vor allem durch jede Aktion und bei Beanspruchung der Statik im Sitzen oder Stehen gebahnt. Unter Phenobarbital ließen sie nach. Die Opsoklonien wurden durch Drehreize gebahnt. Im Laufe von Monaten ließen die myoklonischen Zuckungen allmählich nach, bis sie schließlich in Ruhe sistierten; gleichzeitig bekamen sie einen mehr tremorartigen Charakter (kein Ruhetremor). Zum Zeitpunkt der experimentellen Untersuchungen waren Gesichts- und Kaumuskulatur, Zunge und Atemmotorik frei von Myoklonien.

Bei der Registrierung erweisen sich die unwillkürlichen Augenbewegungen als einzeln oder in unregelmäßigen Gruppen kürzerer oder längerer Dauer auftretende horizontale Gegenrucke (Abb. 16). Jede Blickzuckung besteht aus einer schnellen Hin-

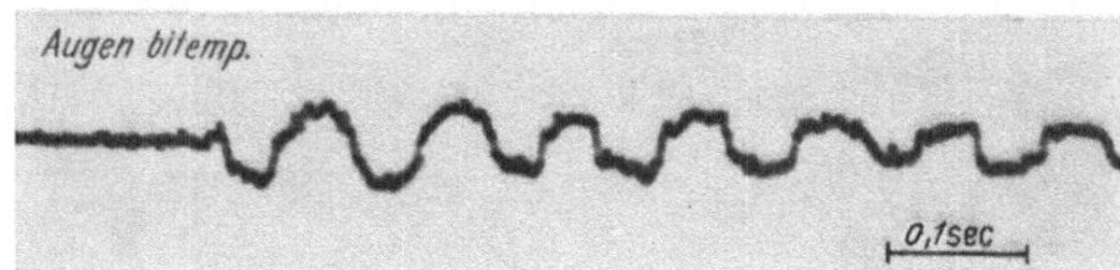

Abb. 16. (Pat. VII): Encephalitis mit Myoklonien. Horizontale Augenbewegungen (Wechselspannungsverstärkung). Augen nach re. ist auf der Kurve nach oben. Rhythmische Augenbewegungen (Opsoklonien) von etwa 12/sec unmittelbar nach Augenschluß. Zuerst wie Pendelnystagmus, dann fortgesetzte schnelle Gegenrucke. Amplitude 6—12°

bewegung und, nach einer Pause von höchstens 20—30 msec, ebenso schnellen Herbewegung von etwa 6—12 Winkelgrad. Es handelt sich um eine für die Augen recht ungewöhnliche Bewegung (die Frequenz des üblichen pathologischen Kippnystagmus ist wesentlich langsamer, die Pause zwischen den beiden Bewegungsphasen beim willkürlichen Blicken oder bei gewöhnlichen Gegenrucken erheblich länger). Eine vertikale

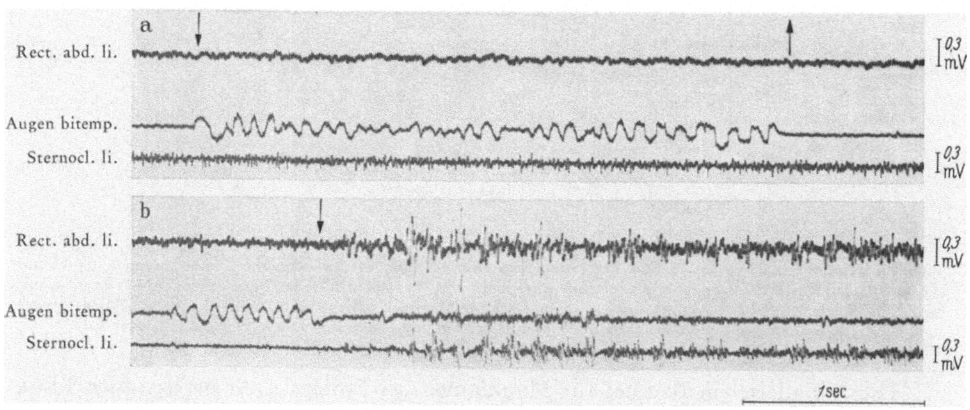

Abb. 17. (Pat. VII): EMG der Mm. rectus abdominis und sternocleidomastoideus li. sowie horizontale Augenbewegungen (Wechselspannungsverstärkung). a) Während Signal Augenschluß mit Bahnung der Opsoklonien. b) Während Händedruck (Signal) mit rhythmischen Myoklonien von etwa 7/sec der Mm. rectus abdominis, sternocleidomastoideus und orbicularis oculi (Muskelaktionsströme in der bitemporalen Ableitung für die Augenbewegung), aber ohne Bahnung der Opsoklonie

Komponente fehlt. Wenn die Bewegungen beider Augen getrennt registriert werden, sind die Zuckungen beiderseits streng synchron und von etwa gleicher Amplitude. Im Dunkeln sind sie etwas häufiger als im Hellen. Durch Augenschluß werden sie erheblich gebahnt und laufen dann unter Umständen minutenlang kontinuierlich weiter (Abb. 17 a). Die Frequenz beträgt dabei zunächst bis 13,5/sec und nimmt dann allmählich bis auf etwa 7/sec ab. Dabei treten mit der Zeit Pausen auf. Eine derartige Serie wird durch Öffnen der Augen sofort unterbrochen und setzt mit erneutem Augenschluß sofort wieder ein. Selbst spontane Lidschläge ziehen oft ein oder zwei Gegenrucke nach sich. Jede willkürliche Augenbewegung, sei es eine ungezielte Kommandobewegung, eine Fixationsbewegung oder eine Folgebewegung, löst eine kurze Gruppe von zwei bis drei Blickzuckungen aus. In der Ermüdung treten die Augenrucke seltener und mit langsamerer Frequenz auf. Von rhythmischen Lichtblitzen im Dunkelraum sind sie im wesentlichen unabhängig. Nur während niedriger Frequenzen (unter 1/sec) entstehen zu Beginn der Reizung vereinzelt synchrone Augenrucke, und zwar, wie die Registrierung zeigt, auf dem Wege über Zwinkerreflexe.

Die Zuckungen der übrigen Muskulatur registrierten wir elektromyographisch von den Sternocleidomastoidei, den Beugern und Streckern am Unterarm, einem Rectus abdominis und einem Quadriceps femoris in verschiedenen Kombinationen. In Ruhe

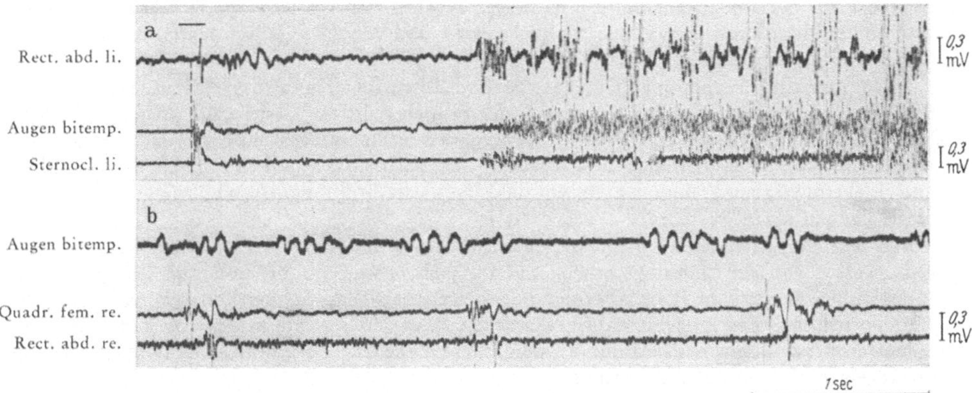

Abb. 18. Pat. VII): EMG und horizontale Augenbewegungen wie Abb. 17. a) Augen sind offen. Bei Signal unerwarteter Schallreiz mit Zuckung der Mm. orbicularis oculi (als EMG in der Augenregistrierung), sternocleidomastoideus und rectus abdominis, in dieser Reihenfolge auftretend (siehe eingezeichnetes Lot durch den Beginn der Aktionsströme der Lidzuckung). Etwa zwei Sekunden später beginnt Zwangslachen mit rhythmischen Stößen der Bauchmuskulatur und Zukneifen der Augen. b) Augen sind geschlossen, häufige Opsoklonien (beachte: Registrierung der Augenbewegung diesmal oberste Kurve). Fortgesetzte Auslösung von Patellarsehnenreflexen (auf der Kurve sind im ganzen drei zu sehen) mit Irradiation in den Rectus abdominis. Die Augenrucke bleiben davon unabhängig

treten Zuckungen nur nach unerwarteten Schallreizen auf, im Rectus abdominis rund 20—30 msec später als im Sternocleidomastoideus (Abb. 18 a). Die Augen nehmen daran nicht teil. Hier handelt es sich um eine gesteigerte Schreckreaktion mit koordinierter Beugezuckung. Willkürbewegungen beginnen und enden oft mit einzelnen Myoklonien der beteiligten Muskeln. Während willkürlicher Haltungen wird die jetzt schon wieder glatte tonische Innervation gelegentlich in tremorartige Potentialgruppen von 6—7/sec aufgelöst. Eine Synchronisierung mit den Augenzuckungen findet dabei nicht statt. Derartige Rhythmisierungen werden auch nie, wie die Opsoklonien, durch Augenschluß ausgelöst oder gebahnt. Sie werden dagegen leicht durch Willkürkontraktion entfernter Muskelgruppen (Jendrassikscher Handgriff) oder durch Affekte aktiviert (Abb. 17 b). Sie können dabei in Antagonisten entweder reciprok-alternierend, wie beim Antagonistentremor, oder aber synchron erscheinen. Auslösung des PSR führt sowohl zu einzelnen klonischen Nachzuckungen des Quadriceps femoris als auch zu Irradiationen, z. B. in den Rectus abdominis, aber ohne Beteiligung der Augen (Abb. 18 b).

Auch bei diesem Pat. ist die Anregung myoklonischer Zuckungen durch Sinnesreize deutlich ausgeprägt. Die unwillkürlichen Augenbewegungen im Rahmen der Myoklonie zeigen hier, anders als der Nystagmus, nur schnelle Phasen. Dies trifft auch für einen Teil der rhythmischen Augenbewegungen im Rahmen der Hirnnervenmyorhythmie zu (siehe Kapitel D). Dort treten sie jedoch nicht in Serien so hoher Frequenz, sondern synchron mit den übrigen Muskelzuckungen auf.

Pat. VIII (Kenn-Nr. 15/294/62): 19jähr. Mädchen. Cerebelläre Bewegungsstörung und Myoklonie des rechten Armes wahrscheinlich traumatischer Ätiologie.

Mit 13 Jahren Schleuderverletzung des Kopfes (schlug beim Sturz in ein Schwimmbecken mit dem Kinn auf den Rand des Beckens auf, wobei der Kopf nach hinten gerissen wurde) ohne Bewußtlosigkeit. Am nächsten Tag Kribbeln in der rechten Hand, später in der ganzen rechten Seite, und Kopfschmerzen, für etwa vier Wochen. Neurologisch Eigenreflexbetonung re., Babinski re. positiv, Dysdiadochokinese und leichte Ataxie im rechten Arm mehr als im rechten Bein. Neurologischer Befund nach vier Wochen normalisiert. Später wurde allmählich eine Ungeschicklichkeit der rechten Hand bemerkt und seit zwei Jahren traten unwillkürliche Zuckungen des rechten Armes auf.

Symptomatik: Hypotonie, Dyssynergie und Intentionstremor des rechten Armes. Hypaesthesie für Berührung und Schmerz auf der rechten Seite im Gesicht, am Arm und Rumpf bis zum rechten Bein in L 4/5 ohne Störung der Temperaturempfindung und der Tiefensensibilität. Röntgenaufnahmen des Schädels, der Schädelbasis und der HWS, Liquor, EEG und Elektronystagmogramm waren normal. Das Vertebralisangiogramm zeigte eine Hypoplasie der rechten A. vertebralis.

In völliger Ruhe treten keine myoklonischen Zuckungen auf. Erst wenn die Pat. den rechten Arm von der Unterlage erhebt und frei hält, erscheinen, oft in Serien, unregelmäßige Myoklonien, meistens in Form alternierender Pronations- und Supinationszuckungen. Sie verstärken sich bei Bewegungen, Aufmerksamkeit, Zuwendung, affektiver Erregung und auf Sinnesreize, vor allem nach Auslösung der Eigenreflexe an den Armen. Methylphenobarbital bleibt ohne Wirkung auf die Zuckungen.

Wir leiteten in verschiedenen Kombinationen von den Mm. biceps brachii, supinator, pronator teres und pronator quadratus ab. Solange der Arm nicht bewegt oder frei gehalten wird, treten keine Potentiale auf. Die aktive Beugung des rechten Unterarms jedoch erfolgt stoßweise, mit plötzlich einschießenden Potentialgruppen im

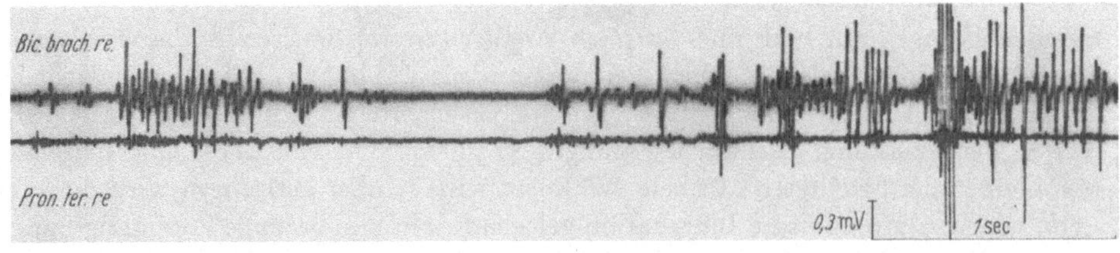

Abb. 19. (Pat. VIII): Myoklonie des rechten Armes (traumatisch). EMG der Mm. biceps brachii und pronator teres re. während langsamer Beugebewegung des rechten Unterarmes mit unregelmäßigen myoklonischen Zuckungen des Biceps brachii

Biceps brachii, während der schwach tonisch innervierte Pronator teres ruhig bleibt (Abb. 19). Im Pronator erscheinen sie erst während intendierter Pronation, der Biceps nimmt daran nicht teil. Unregelmäßige pronatorisch-supinatorische Myoklonien treten vor allem dann auf, wenn die Pat. den Unterarm leicht gebeugt in Mittelstellung (Daumen nach oben) zu halten versucht; in dieser Stellung wirkt der Biceps brachii vor allem supinierend. Die EMG zeigen dann eine meist unregelmäßige, für kurze Strecken gelegentlich auch regelmäßigere, alternierend-reciproke Zuckungstätigkeit der beiden Antagonisten (Abb. 20). Schwächere Zuckungen können auch synchron auftreten (siehe Abb. 21 a), während stärkere, offenbar durch proprioceptive Einflüsse (siehe unten), das alternierende Muster aufweisen. Die Zuckungen bestehen meistens

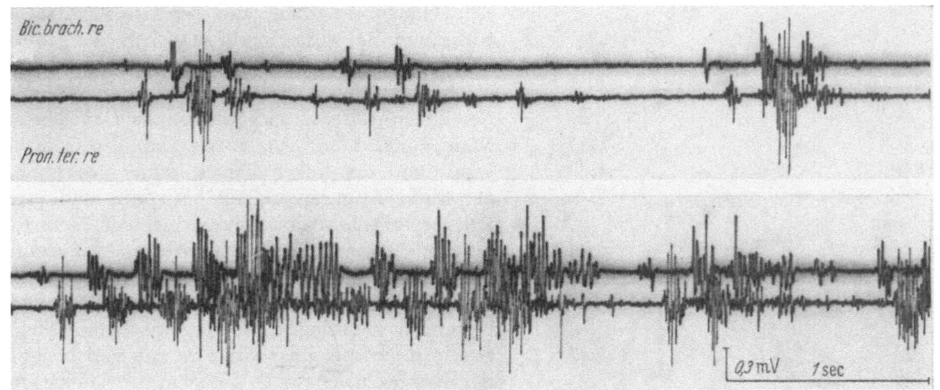

Abb. 20 (Pat. VIII): Wie Abb. 19. Unterer Streifen schließt an den oberen unmittelbar an. Die Pat. versucht, den rechten Unterarm leicht gebeugt in Mittelstellung (Daumen nach oben) frei zu halten. Es kommt zu einem Sturm unregelmäßiger Myoklonien mit überwiegend reciprok-alternierender Tätigkeit der beiden Antagonisten

aus Potentialgruppen, gelegentlich aus biphasischen Einzelpotentialen. Die Myoklonien laufen nicht kontinuierlich ab, zwischen den Serien finden sich Strecken relativ glatter Dauerinnervation.

Die Abb. 21 zeigt rhythmische Myoklonien ausgelöst durch einen Pronator teres-Eigenreflex. Durch leichte Innervation werden sie gebahnt (Abb. 21 b). In Abb. 21 c wird der Reflexhammerschlag mehr von oben geführt, so daß gleichzeitig im Biceps brachii ein Eigenreflex auftritt, was zu einer Umkehr in der Reihenfolge der alternierenden Antagonistenzuckungen führt. Das myoklonische Innervationsmuster wird hier von proprioceptiven Einflüssen offenbar wesentlich moduliert.

Während aktivem Faustschluß auf der gesunden Seite (Jendrassikscher Handgriff) nimmt die Zuckungsaktivität nicht zu. Gleichzeitige EEG-Ableitung läßt keine paroxysmalen Phänomene erkennen. Stroboskopische Lichtreizung zwischen 1 und 25/sec bewirkt keine Beeinflussung der Hyperkinese, auch nicht mit Doppelblitzen in kurzen Abständen, weder während Augenschluß noch bei offenen Augen. Auch spontane Zuckungsserien des gebeugt gehaltenen Armes werden offensichtlich nicht beeinflußt. Der occipitale α-Rhythmus läßt sich von 10/sec auf 11—12/sec „mitziehen".

Wir haben es hier mit einer symptomatischen Myoklonie auf unterer Ebene zu tun, die vermutlich auf dem Boden einer Gefäßinsuffizienz im Vertebralis-Basilaris-Bereich (begünstigt durch die Hypoplasie der rechten A. vertebralis) im Anschluß an die Schleuderverletzung entstanden ist. Dafür spricht die Verbindung mit cerebellären Symptomen. Bemerkenswert ist die lange Pause von drei bis vier Jahren, bis die Myoklonie manifest wurde. Dieser Fall zeichnet sich dadurch aus, daß hier die segmentalen und proprioceptiven Koordinationsmechanismen der reciproken Innervation gut erhalten waren, was bei den Myoklonien sonst gewöhnlich nicht der Fall ist [*33, 82, 120*].

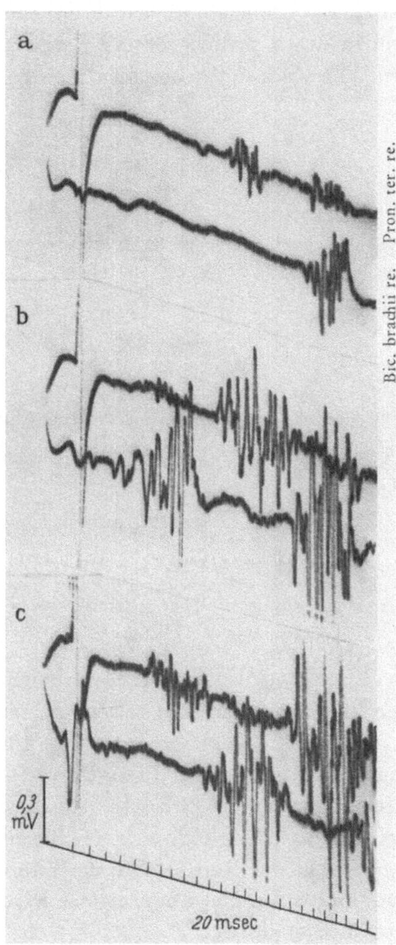

Abb. 21. (Pat. VIII): EMG Pronator teres und Biceps brachii re. Pronatoreigenreflexe ausgelöst durch Hammerschlag auf radiale Beugeseite des Handgelenks. Kippstart mit Auftreffen des Reflexhammers. Dann folgen Pronatorreflex und später einige myoklonische Zuckungen. Rechter Unterarm in Mittelstellung. a) ohne aktive Innervation, Arm ruht auf Unterlage. Zweite Pronatorzuckung synchron mit Bicepszuckung. b) Arm frei gehalten. Lebhaftere reciprok-alternierende Zuckungen. c) Hammerschlag mehr von oben geführt, so daß gleichzeitig mit dem Pronatorreflex ein Bicepsreflex auftritt, mit Umkehr in der Reihenfolge der alternierenden Zuckungen

Pat. IX (Kenn-Nr. 15/620/60): 20jähr. Mädchen. Chronische, in Schüben verlaufende Encephalitis unklarer Ätiologie mit Myoklonien.

Beginn im Alter von 18 mit gelegentlichen Zuckungen. Ein Jahr später setzten epileptische Anfälle ein, ein halbes Jahr danach Drehschwindel, Gangunsicherheit und Schlafstörungen, anschließend Schwäche im linken Arm, Vergeßlichkeit und Reizbarkeit. Etwa 2 Jahre nach den ersten Symptomen traten zunehmend Myoklonien des linken, seltener auch des rechten Daumens, an Wange und Mund, vereinzelt auch des Gaumensegels und des linken Beines, ferner grobschlägiger Blickrichtungsnystagmus horizontal und vertikal, Bewußtseinstrübungen wechselnder Tiefe (nie bis zum Koma) mit Perseverieren, vereinzelten optischen Halluzinationen und zeitweise deliranter Bewegungsunruhe auf. Zu diesem Zeitpunkt bestanden neurologisch ferner eine leichte Hemiparese li., leichte linksseitige Ataxie und Neigung des Kopfes nach rechts. Zunehmend häufige epileptische Anfälle bis zum Status. Im EEG entwickelte sich eine Allgemeinveränderung mit häufigen Krampfpotentialen. Im Laufe von zwei Monaten verlagerte sich die leichte Hemiparese auf die rechte Seite und die Myoklonien vorwiegend auf den rechten Daumen. Drei Monate später wesentliche Besserung des klinischen Bildes und des EEG.

Vier Monate darauf Rezidiv mit vertikalen Doppelbildern, vermehrten Myoklonien der Beine, des rechten Armes und des rechten Mundwinkels, häufigen Anfällen, Greifreflexen, Schnappen, Zwangsweinen, gelegentlichen Halluzinationen, fluktuierender Bewußtseinslage, und damit einhergehend wieder einer Allgemeinveränderung im EEG, diesmal ohne Krampfpotentiale. In dieser Zeit wurden die unten beschriebenen experimentellen Untersuchungen ausgeführt. Die Myoklonien waren im Laufe des Rezidivs langsamer, weniger blitzartig geworden und erinnerten teilweise mehr an Automatismen.

Nach drei Monaten wieder Rückbildung, jedoch blieben horizontaler Blickrichtungsnystagmus vorwiegend nach li., mäßige Stand- und Gangataxie, mäßiger Intensionstremor an beiden Armen, einzelne Myoklonien im Gesicht, seltenere Anfälle und eine leichte Demenz als Defektsymptome erhalten.

Bei der elektromyographischen Ableitung der Stirnmuskeln, der Mm. zygomatici, des Orbicularis oris und des Abductor pollicis longus in verschiedenen Kombinationen

zeigten sich unregelmäßige, meist in kurzen Serien zusammengefaßte Potentialgruppen von etwa ¹/₆ bis über 1 sec Dauer (Abb. 22). Sie erschienen an zwei Tagen,
in denen die Pat. wacher war, nicht ständig, sondern entweder einzeln oder rhythmisch
bis zu zweimal in der Sekunde in Serien von bis zu 20 Zuckungen. Die Kontraktionen
waren bei dieser Patientin, gemäß der relativ langen Dauer einer Gruppe im EMG,

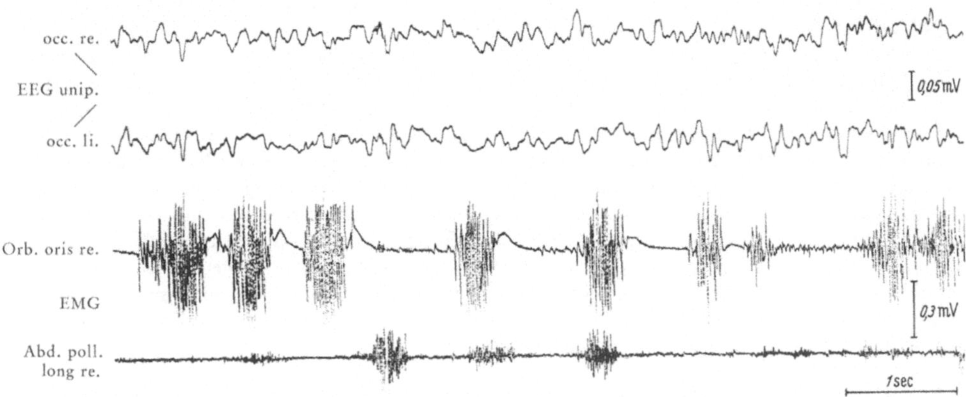

Abb. 22. (Pat. IX): Chronische Encephalitis mit Myoklonien. EEG (monopolar gegen gleichseitiges Ohr) und EMG
(Mm. orbicularis oris re. und abductor pollicis longus re.) in Ruhe bei offenen Augen. Direktschreiber. Unregelmäßige, voneinander unabhängige, relativ träge Zuckungen. Im EEG Allgemeinveränderung

gewöhnlich nicht blitzartig, was, zusammen mit der Rhythmisierung, eher den Eindruck von Automatismen als von Myoklonien erweckte. Im Orbicularis oris waren
sie am häufigsten. Sie traten in den verschiedenen Muskeln unabhängig voneinander
auf. Auch innerhalb der Facialismuskulatur waren die Potentialgruppen nicht synchron, nicht einmal immer im Orbicularis oris beider Seiten. Den Zuckungen waren
keine paroxysmalen Vorgänge im EEG zugeordnet. Schließen und Öffnen der Augen,
Helligkeit oder Dunkelheit im Versuchsraum, waren ohne erkennbaren Einfluß auf
die Myoklonien, ebenso wie unerwartete akustische Reize. Während aktiver Innervation (z. B. Mundspitzen) blieben die unwillkürlichen Bewegungen aus, jedoch nur
im innervierten Muskel. Beim Zwangsweinen oder während die Pat. sprach, trat die
Hyperkinese zurück. Die Bewegungen konnten am häufigsten beobachtet werden,
während die Kranke sich selbst überlassen blieb, wobei sie meist vor sich hindämmerte. Wenn daraus auf eine gewisse Korrelation der Häufigkeit dieser Bewegungen
mit der Bewußtseinslage geschlossen werden könnte, so war jedoch zu dem gleichzeitig
registrierten EEG keine Beziehung festzustellen; die Zahl der langsamen Wellen blieb
in den Perioden mit stärkerer oder geringerer Zuckungstätigkeit etwa gleich.

Einige Tage später jedoch, als die Pat. benommener und langsamer war und die
Allgemeinveränderung im EEG zugenommen hatte, traten die Myoklonien wesentlich
häufiger auf und konnten auch durch aktive Innervation, Sprechen usw. nicht mehr
unterbrochen werden. Reizung mit Lichtblitzserien verschiedener Frequenz zwischen
2 und 20/sec hatte keinen Einfluß auf die Hyperkinese oder das EEG, weder bei
offenen noch bei geschlossenen Augen.

Auch dieses myoklonische Bild unterscheidet sich, trotz einer gewissen Überschneidung der befallenen Muskelgebiete, sehr deutlich von der Hirnnervenmyorhythmie, insbesondere wegen der Asynchronie, der Arrhythmie und der allgemeinen

Inkonstanz der Erscheinungen. Bemerkenswert ist hier der Übergang von unregelmäßigen Myoklonien in langsamere, streckenweise rhythmisierte Automatien im Laufe der Krankheit, falls es sich nicht um zwei völlig verschiedene Phänomene handelt. Elektromyographische Ableitungen aus der Anfangszeit der Erkrankung liegen nicht vor.

Pat. X (Kenn-Nr. 15/692/62): 14jähr. Junge. Schädelfraktur parietal-temporal links mit epiduralem Hämatom über der linken Hemisphäre.

Am Tag nach dem Trauma, vor der Schädeltrepanation, beiderseits verzogene lichtstarre Pupillen, die linke weiter als die rechte, „Enthirnungsstarre" mit gebeugten Armen und gestreckten Beinen, beiderseits positiver Babinski, myoklonische Zuckungen an Brust und Armen, tiefes Koma. Ein Tag nach der Trepanation Beugehaltung der Arme verschwunden, Streckstarre der Beine erhalten. Sieben Tage später Bewußtseinslage gebessert, aber erneut vollständige Enthirnungsstarre; diesmal keine myoklonischen Zuckungen, aber unregelmäßige Serien von etwa 10 bis 20 rhythmischen, alternierenden Mundöffnungen und -schließungen, ähnlich wie Kauen, aber ohne Mahlen, Schlucken, Schmatzen oder andere Lippenbewegungen. Zehn Tage später (19 Tage nach dem Trauma) ist der Kranke nur noch wenig benommen, die Enthirnungsstarre ist verschwunden, er ist jetzt aber aphasisch und rechtsseitig spastisch paretisch. Es haben sich orale Greifreflexe eingestellt, während die unwillkürlichen Kaubewegungen in Ausprägung und Häufigkeit wesentlich nachgelassen haben.

Sie wurden zu diesem Zeitpunkt elektromyographisch von beiden Masseteren registriert. Es zeigte sich dabei, daß sie durch rhythmische Reflexhammerschläge auf das Kinn (mit Auslösung von Massetereigenreflexen), durch Berühren von Lippen oder Zunge mit nachfolgender Mundöffnung (orale Greifreflexe) oder durch Einsetzen von Korken zwischen die Zahnreihen provoziert oder gefördert werden konnten. Elektromyographisch zeigten sich relativ langsame, rhythmische Tetani synchron in beiden Masseteren in einer Frequenz von etwa 1/sec (siehe Abb. 23), die von gewöhnlichem

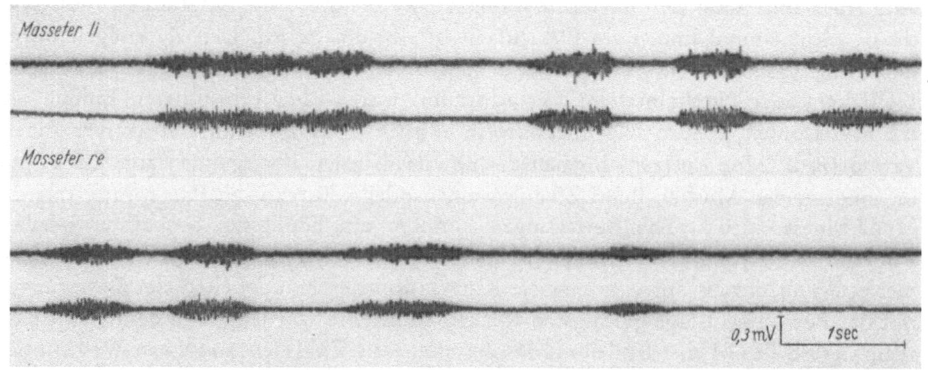

Abb. 23. (Pat. X): „Enthirnungsstarre" mit oralen Automatismen nach epiduraler Blutung. EMG beider Masseteren während einer Serie automatischer rhythmischer Kaubewegungen. Der untere Streifen schließt an den oberen unmittelbar an. Serie langsamer, beiderseits synchroner Tetani, die spontan etwa 5 bis 10 sec nach dem Einsetzen von Korken zwischen die Zahnreihen begann

Kauen nicht zu unterscheiden waren und jeweils etwa 5 bis 15 sec anhielten. Es handelte sich dabei schon nach dem klinischen Aspekt nicht um eigentliche Myoklonien, sondern um orale Automatismen, wie sie von FOLEY und DENNY-BROWN [*35, 43*] bei degenerativen Prozessen, von ADAMS, HUBACH und POECK [*1, 97*] bei Hirnläsionen traumatischer und anderer Genese, gekoppelt an das Stadium der Enthirnungsstarre, beschrieben worden sind. DENNY-BROWN [*35*, S. 81; *43*] spricht dabei von bulbar myoclonus, während ADAMS, HUBACH und POECK [*1, 97*] das Symptom von den Myoklonien, nociceptiven Reflexen im Gesicht, oralen Such-, Einstell- und Greifmechanismen und den oralen Bewegungen der Temporallappenepilepsie abgegrenzt haben.

Für unsere Untersuchung ist hervorzuheben, daß die oralen Automatismen sich vor allem an der Kaumuskulatur und der Zunge abspielen, die an der Hirnnervenmyorhythmie besonders selten teilnehmen (siehe Kapitel D).

Pat. XI (Kenn-Nr. 15/840/62), 50jähr. Mann, und *Pat. XII* (Kenn-Nr. 15/1014/62), 44jähr. Mann, beide mit typischem Spasmus hemifacialis re., der vor Monaten in der Augenschließmuskulatur begonnen und sich langsam ausgebreitet hatte.

Er besteht in streng einseitigen, auf die Facialismuskulatur beschränkten, unwillkürlichen tonisch-klonischen Bewegungen. Auch die tonischen Kontraktionen sind immer von einem feinen Flattern überlagert. Willkürliche Bewegungen beliebiger Teile des rechten Gesichts können nicht isoliert ausgeführt werden, sondern gehen immer mit typischen intrafacialen Mitbewegungen wie nach peripherer Facialisparese einher (die hier aber niemals bestanden hat). Stärkere Willkürinnervation geht in einen tonischen Krampf über, beim Loslassen entspannt sich zunächst nur die linke Gesichtsseite. Der Pat. XI hatte zusätzlich eine Neigung zum Tränen des rechten Auges, der Pat. XII eine angedeutete Parese des Mundastes auf der erkrankten Seite. Chvostek negativ. Die elektrische Untersuchung ergab mit Kathodenschließungstetanus bei 5 mA, respektive bei 3—4 mA, vom rechtsseitigen Facialisstamm aus, einen Hinweis auf eine Akkommodationsstörung des Nerven der kranken Seite. Der übrige neurologische Befund, Liquor, Schädel- und Felsenbeinröntgenaufnahmen, Ohren und innere Organe waren normal.

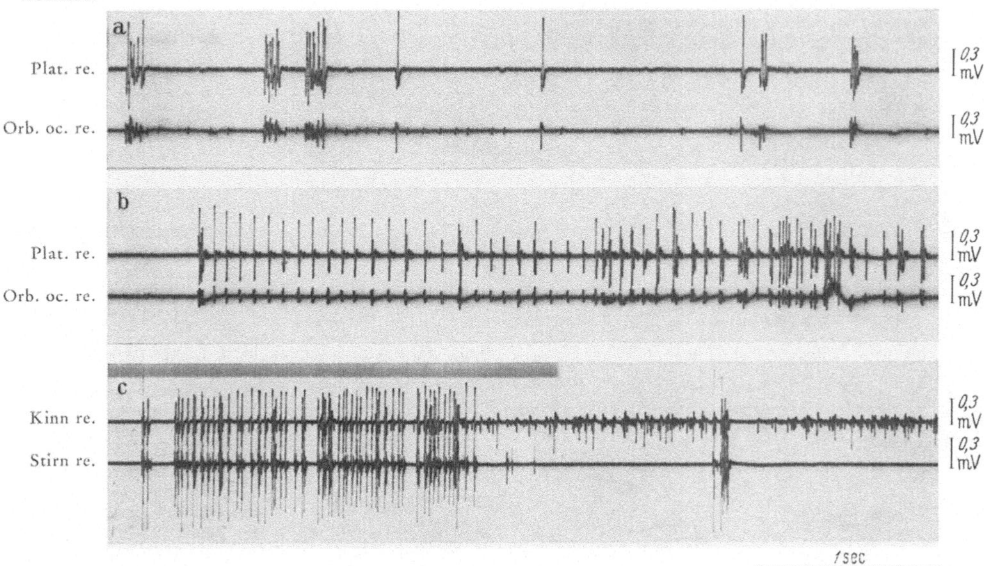

Abb. 24. (Pat. XI): Hemifacialer Spasmus re. EMG der angeschriebenen Muskeln. Unregelmäßige sakkadierende Spontantätigkeit der rechtsseitigen Gesichtsmuskulatur mit strenger Synchronisierung der verschiedenen Muskeln untereinander. a) Vereinzelte Aktivität (klinisch Zuckungen). b) Serie rhythmischer Spontantätigkeit (klinisch tonischer Krampf). a) und b) ohne aktive Innervation. c) Konzentrische Nadelelektroden (sonst immer Hautelektroden). Während Signal Augenschluß. Pathologische Mitbewegung der Kinn- und Stirnmuskeln re. in Form von synchronen Gruppen hochfrequenter großer Einzelpotentiale

Die gleichzeitige Ableitung von mehreren Muskeln der kranken Gesichtsseite zeigt eine Spontantätigkeit abnorm großer Einzel- und Gruppenpotentiale (Abb. 24). Die große Amplitude entspringt einer Synchronisierung mehrerer motorischer Einheiten des gleichen Muskels. Außerdem zeigen die Simultanableitungen eine hochgradige Synchronisierungstendenz der Potentiale verschiedener Muskeln untereinander. Ein weiteres Charakteristicum dieser abnormen Tätigkeit ist die Neigung zu rhythmischer

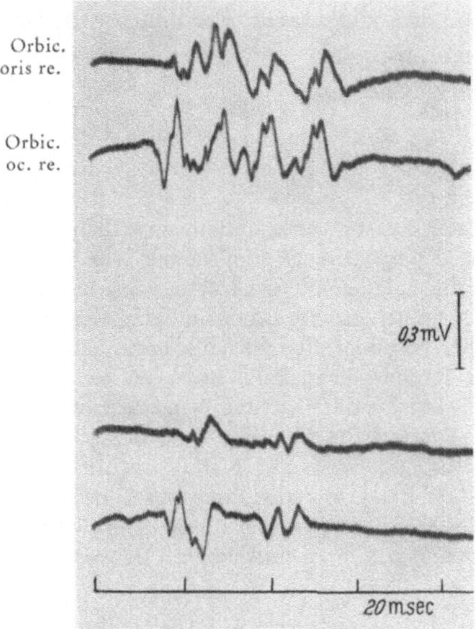

Abb. 25. (Pat. XII): Hemifacialer Spasmus re. EMG der Mm. orbicularis oris und Orbicularis oculi re. Auslösung von Orbicularis oculi-Reflexen (OOR) durch Hammerschlag auf die Glabella. Kippstart mit Hammerschlag. 14—15 msec später tritt, wie auch bei Gesunden, ein OOR I, rund 36 msec nach Schlag der OOR II auf. Hier erscheinen beide Reflexe mit leichter Verzögerung gegenüber den Augenschließern auch im Orbicularis oris (untere Kurve). Die obere Kurve zeigt eine kurze Gruppe rhythmisch repetierender Potentiale (90/sec) im Anschluß an OOR I; OOR II wird davon verdeckt

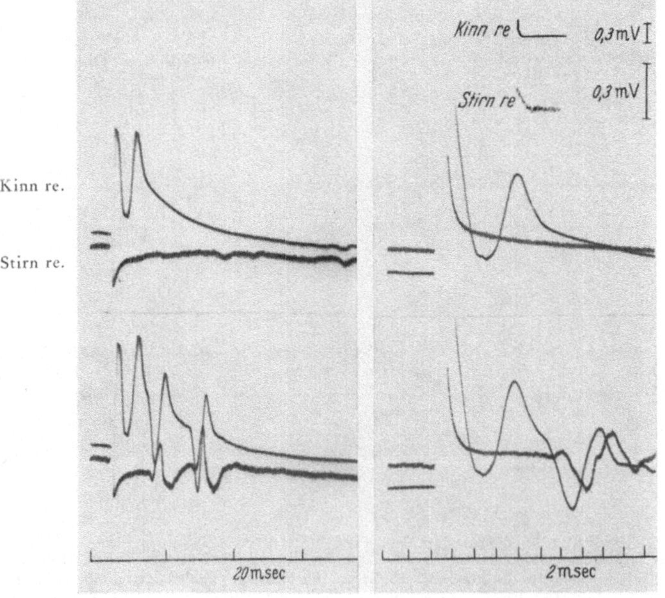

Abb. 26 (Pat. XII): EMG der rechten Kinn- und Stirnmuskulatur. Elektrische Einzelreize (1 msec) auf den unteren Facialisast am rechten Unterkiefer. Rechte Spalte mit höherer Registriergeschwindigkeit als linke (siehe Zeitmarkierung). In der unteren Reihe Reizstärke größer als oben. Nach dem Reizeinbruch erscheint die indirekte Erregung der Kinnmuskulatur, der Anfang des Potentials geht im Reizeinbruch unter. Bei höherer Reizstärke (untere Reihe) ist das indirekte Potential größer und es erscheinen ein zweites und drittes Potential nicht nur am Kinn, sondern auch in der Stirnmuskulatur (Pseudoreflex)

Repetition teilweise sehr hoher Frequenz (innerhalb von Potentialgruppen bis über 200/sec). Einzelne oder rhythmisch-iterierende Impulssalven können spontan auftreten (Abb. 24 a und b) oder werden durch Willkürkontraktion ausgelöst (Abb. 24 c). Elektrische Einzelreize führen oft zu einer Erregungssalve statt nur zu einem Einzelpotential. Bei Willkürinnervation tritt immer eine globale Tätigkeit aller Muskeln der kranken Seite ein (Abb. 27 a); die Aktivität ist dabei, auch in den intendierten Muskeln, überschießend und oft klonisch rhythmisiert.

Die Befunde bestätigen in vollem Umfang die Ergebnisse von WOLTMAN et al. [*124*] und vor allem von ESSLEN [*39*], zu deren Deutung als peripher-neurogene ephaptische Spontantätigkeit (entsprechend den „künstlichen Synapsen" im Tier-

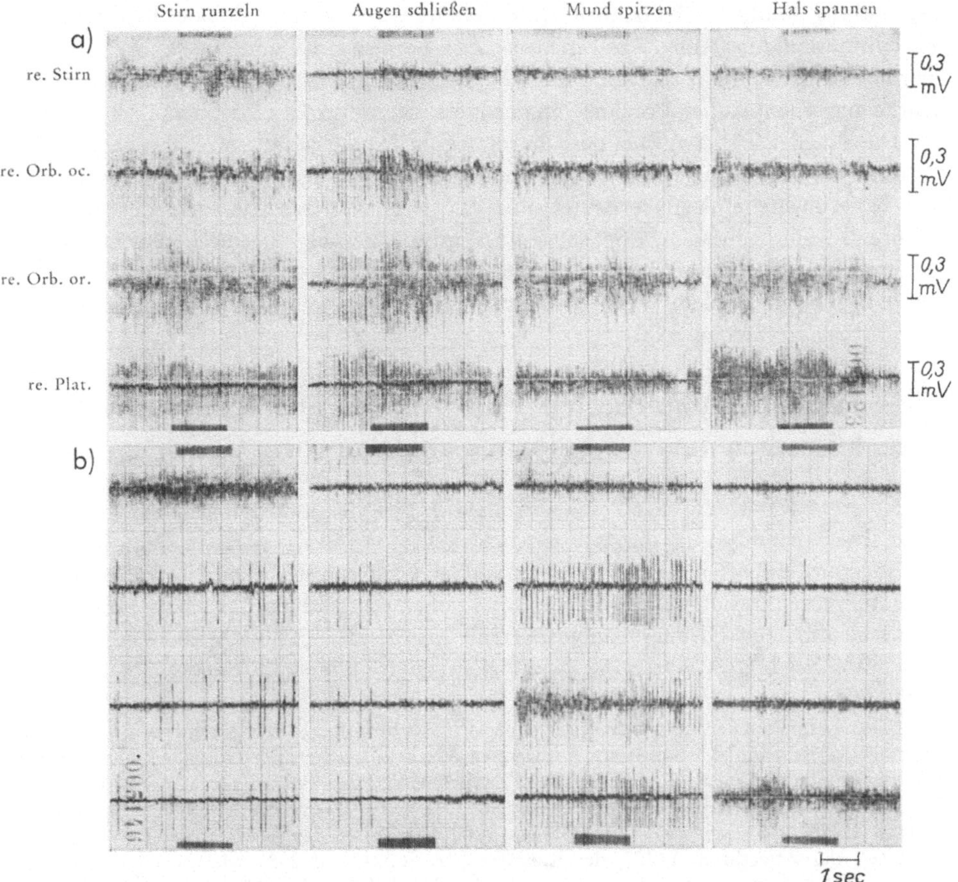

Abb. 27. (Pat. XII): EMG der angeschriebenen Muskeln (Direktschreiber) während der angegebenen Willkürkontraktionen. a) Globale Aktivität aller Gesichtsmuskeln auf der Seite des hemifacialen Spasmus. b) Unmittelbar nach i.v. Injektion von 1,0 Novocainamid im Verlauf von zehn Minuten. Wesentlich differenziertere Muskeltätigkeit möglich

versuch und KUGELBERGs [*78*] Ergebnissen beim Menschen unter künstlicher oder pathologischer Herabsetzung der Nervenakkommodation, wie z. B. in der Tetanie) auch die folgenden Experimente passen: Nicht nur bei willkürlicher Anregung, sondern auch bei reflektorischer Aktivierung breitet sich die Erregung in „nicht gemeinte" Facialismotoneurone aus und ergreift so, z. B. beim Orbicularis oculi-Reflex nach Hammerschlag auf die Glabella [*79*], nicht nur die Augenschließer, sondern etwa auch den Orbicularis oris der kranken Seite (Abb. 25), was dafür spricht, daß die Störung in der motorischen Endstrecke zu suchen ist. Elektrische Einzelreize am unteren

Facialisstamm führen nicht nur zu einer indirekten Erregung der von ihm innervierten Kinnmuskeln, sondern auch, mit entsprechender Verzögerung, zu einem Potential in dem von den gereizten Fasern nicht innervierten Stirnmuskel, also zu einem „Pseudoreflex" [78] durch Überspringen der antidromen Erregung auf benachbarte Nervenfasern (Abb. 26). Wenn dieser Befund auch durch abnorme Axonverzweigungen erklärt werden könnte, wie sie gelegentlich bei Reinnervation nach peripherer Nervenverletzung vorkommen [40], so läßt sich die Tatsache, daß unter einem „membranstabilisierenden" Medikament (hier Novocainamid) die globale Reaktion der Facialismuskulatur (Abb. 27 a) für kurze Zeit verschwindet und einer mehr differenzierten Tätigkeit Platz macht (Abb. 27 b), doch am ehesten durch vorübergehende Aufhebung ephaptischer Vorgänge an der Nervenfasermembran deuten.

Diese beiden Fälle wurden deshalb so ausführlich dargestellt, weil der hemifaciale Spasmus mit der Myorhythmie abnorme Synchronisierungsvorgänge gemeinsam hat. Die experimentelle Analyse deutet aber auf ganz verschiedene Orte der Störung. Während beim hemifacialen Spasmus die Synchronisierung auf eine Funktionsstörung des peripheren Neurons zurückgeht, muß bei der Myorhythmie ihre Ursache supranucleär gesucht werden, weil die synchronisierte Spontantätigkeit von getrennten motorischen Kernen ausgeht.

D. Analyse der publizierten Fälle von Hirnnervenmyorhythmie nach klinischen und pathologisch-anatomischen Gesichtspunkten

Sie erstreckt sich auf 296 Pat. (einschließlich der vier in Kapitel C geschilderten), deren Beschreibungen in der neurologischen, otologischen, ophthalmologischen und allgemeinmedizinischen Literatur vieler Länder verstreut sind. Die 292 Fälle sind im Literaturverzeichnis B nachgewiesen. Das Literaturverzeichnis C enthält einige Titel wahrscheinlich zur Hirnnervenmyorhythmie gehörender Fallbeschreibungen, die uns jetzt nicht zugänglich waren. Vollständigkeit dürfte aber auch damit noch nicht erreicht sein.

Nicht aufgenommen sind Fälle, bei denen die Myorhythmie sich nur auf einen einzigen der zum Territorium des Syndroms gehörenden Muskeln beschränkte (ausgenommen isolierte Zuckungen von Gaumen und Rachen, dem Zentralbereich des Syndroms), wie z. B. Fälle mit isolierten Bewegungen eines oder beider Augen [3, 23], des Trommelfells [38, 73], der Stimmbänder [7, 96], der Zunge [29], des Gesichts oder von Teilen des Gesichts [11, 15, 16, 45, 65, 92, 127], des Zwerchfells [113], des Rumpfes [71, S. 271 und 298] oder einzelner [34; 91, Fall 1; 114] oder mehrerer Extremitäten [47, 57; 91, Fall 2 und 3; 109, 116, 117], sofern sie nicht mit synchronen Zuckungen anderer Muskelgruppen kombiniert waren. Diese Abgrenzung mag künstlich erscheinen, läßt sich aber vorläufig nicht vermeiden, um so weniger, als von diesen Kranken mit isolierten und nicht im Rachen lokalisierten Myorhythmien nur vereinzelt pathologisch-anatomische Befunde existieren, während die eigentliche Hirnnervenmyorhythmie anatomisch wohl definiert ist. Auch wenn solche sporadischen Fälle isolierter Myorhythmie hinzugenommen worden wären, hätte sich an den unten gegebenen Zahlenverhältnissen nichts Grundsätzliches geändert.

Dennoch bleibt die Abgrenzung der Hirnnervenmyorhythmie von den übrigen myorhythmischen Syndromen in einzelnen Fällen prekär. Dies gilt auch für die Abgrenzung von den Myorhythmien der Extremitäten und des Rumpfes (den myoclonies squelettiques rythmées der französischen Autoren). Unter diesen gibt es vier histologische Fälle [34, 47, 57; 91, Fall 3], alle mit Läsion des Nucleus dentatus, drei davon auch mit Veränderungen der gegenseitigen Olive [34, 47; 91, Fall 3], die einige, wenn auch nicht alle Zeichen einer Pseudohypertrophie (siehe S. 39) aufweisen. Hierher gehört ferner die Angabe aus einer russischen Arbeit

[B 102], wonach unter 1100 Kleinhirntumoren in 3% Extremitäten-, in 2% Gaumensegel-myorhythmie auftrat. Unter den in vorliegender Arbeit zusammengestellten Fällen sind 18 mit Beteiligung des Rumpfes, der Extremitäten und/oder der Sternocleidomastoidei. Über sieben davon liegen anatomisch-histologische Daten vor: Nur drei können unter die Dentatus-läsionen gerechnet werden [B 23; B 97, Fall 2; B 174], die übrigen gehören zu den Brücken-haubenläsionen [B 78, B 124, B 154], einer hat eine „primäre" Olivendegeneration [B 76]. Die Faktoren, welche entscheiden, ob es zu einer Myorhythmie der Extremitäten oder zur Hirn-nervenmyorhythmie kommt, sind also noch nicht bekannt. Die einschlägigen Probleme werden in der französischen Neurologie neuerdings wieder diskutiert [siehe 47, 91].

Nicht aufgenommen wurden ferner Fälle, in denen über die Synchronie der Zuckungen verschiedener Muskeln nichts ausgesagt war [28, 36, 95, 100, 118], sowie einige andere schwierig einzureihende [19, 24, 42, 74, 108]. Eine Sonderstellung nehmen die rhythmischen und manchmal synchronen Myoklonien der Extremitäten, des Rumpfes, Kopfes und des Gesichts ein, wie sie während und nach Encephalitis epidemica in den 20er Jahren beobachtet wurden [27, 75, 110].

Die Zuordnung zu bestimmten ätiologischen Gruppen geht aus der Tab. 1 hervor. Die große Häufigkeit von Gefäßprozessen ist immer betont worden; es ist möglich, daß auch Tumoren, Hirntraumen und einige andere über das Gefäßsystem wirksam werden. Die Lues spielt mit etwa 10% aller nachgewiesen organischen Fälle und einem Fünftel der Gefäßprozesse eine verhältnismäßig große Rolle. Auffallend ist die geringe Beteiligung von Encephalitis epidemica, bei der Myoklonien jeder Art seinerzeit nicht selten waren. Kongenital oder hereditär kommt das Syndrom nicht vor, wenn man von einem Pat. mit familiärem Tremor [B 82, Fall 5] absieht, bei dem die Hirnnervenmyorhythmie im hohen Alter auftrat und vermutlich mit dem Tremor nichts zu tun hatte. Ein Fall ist beschrieben [B 61], wo das Syndrom sich zwar erst nach einer Narkose entwickelte, eine familiäre „Systemschwäche" aber angenommen werden mußte, weil ein Geschwister eine Myorhythmie der Zehen bekommen hatte. Der Anteil der Tumoren ist mit einem Fünftel in unserem Material wesentlich größer, als man bisher geschätzt hatte. Zum Teil liegt dies daran, daß über die Hälfte dieser Pat. aus einer einzigen Publikation stammt.

KORNYANSKY und SVIRIDOVA [B 102] fanden nämlich unter 1000 Kleinhirntumoren 14 Fälle von Hirnnervenmyorhythmie, unter 1000 Kleinhirnbrückenwinkeltumoren 13 Fälle. Die meisten der 14 Kleinhirntumoren waren intracerebellär. Außer bei drei großen, infiltrativ wachsenden Kleinhirntumoren sind alle diese erst *nach* einer Operation in Abständen zwischen drei Monaten und sechseinhalb Jahren aufgetreten. Die entsprechenden Zahlen für die ganze Tumorgruppe sind folgende: Unter 26 Kleinhirntumoren ist die Myorhythmie 11mal ohne vorausgegangene Operation, 15mal nach Operation aufgetreten; unter 16 Kleinhirnbrücken-winkeltumoren einmal vor, 15mal nach Operation; unter vier Tumoren des IV. Ventrikels zweimal vor, zweimal nach Operation; in den beiden Fällen je eines Vierhügel- und eines Brückentumors schließlich vor einer Operation. KORNYANSKY und SVIRIDOVA [B 102] führen die Tatsache, daß die meisten Myorhythmien der Kleinhirn- und Brückenwinkeltumoren erst nach einer Operation aufgetreten sind, auf narbig-atrophische Prozesse und vasculäre Störun-gen im Operationsgebiet zurück. Die Myorhythmien in der Gruppe der Kleinhirntumoren hat-ten wiederholte Operationen oder intraoperative Komplikationen (Blutungen, Prolaps). Auch bei der überwiegenden Zahl der Brückenwinkeltumoren wurde der Zugang zum Tumor durch Teilresektion einer Kleinhirnhemisphäre geschaffen.

Abb. 28 zeigt die Häufigkeitsverteilung der „Erkrankungs"alter hinsichtlich des Symptoms. Sie ordnen sich in drei Gruppen. Bei der Mehrzahl der Jugendlichen, zwischen 5 und 19 Jahren, war über das Symptom hinaus keine organische Hirn-schädigung nachzuweisen; die übrigen hatten fast ausschließlich Tumoren oder Ence-phalitiden. Die zweite Gruppe, zwischen 20 und 49, enthält den größten Teil der

Tabelle 1.

				% der nachgew. organ. Fälle
Gefäßprozesse	Hypertonie	47		
	Cerebralsklerose ohne Hypertonie	38	108	46,5
	Andere gefäßabhängige Läsionen	2		
Lues	Cerebrale Gefäßlues	21		
	Fortschreitender Lues cerebrosp. bei alter Tabes	2	3	
	Angeborene Lues	1		
Tumoren	Cerebellum	26		
	Kleinhirnbrückenwinkel	16		
	IV. Ventrikel	4	48	20,5
	Brücke	1		
	Vierhügel	1		
Encephalitiden	Encephalitis epidemica	6		
	Encephalitis epidemica (unsicher)	3	20	8,5
	Andere Encephalitiden	3		
	Andere Encephalitiden (unsicher)	8		
Schädel-Hirn-Traumen	gedeckte	12	15	6,5
	offene	3		
Entmarkungs-krankheiten	MS	4		
	MS (unsicher)	4	9	4,0
	Entmarkungsprozeß bei Sarkomatose	1		
System- und degenerative Krankheiten	Kleinhirnrindenatrophie	1		
	Progressive Bulbärparalyse	1	5	2,0
	Familiärer Tremor	1		
	Unklare degenerative Krankheiten	2		
Hypoxieschäden bei	Tetanus	1		
	Narkose	1	4	
	Elektroschock	1		
	Caissonkrankheit	1		
	Syringobulbie	2	2	
	Cholesterinose	1	1	
	Insolation	1	1	
	Zustand nach epid. Meningitis	1	1	
	Ätiologie offen	16	16	
„funktionell"	bei lokalen HNO-Befunden	16		
	traumatisch-reaktiv aufgetreten	6		
	Tic, neurasthenisches Syndrom	14	48	
	„hysterisch"	4		
	mit fragl. organ. Symptomen	8		
Zuordnung org.-funktion. mangels Angaben unmöglich		15	15	
	Summe	296		

wenigen Multiple Sklerose-Pat., die meisten Encephalitiden, über die Hälfte der Hirn-traumen und, zusammen mit der ersten Gruppe, den größten Teil der Tumoren. Die 27 Tumorfälle der Arbeit KORNYANSKY und SVIRIDOVA [*B 102*] konnten in der Altersaufschlüsselung nicht verwertet werden, da die Arbeit keine Fallbeschreibungen enthält. Es ist jedoch angegeben, daß zwei davon im Schulalter waren; die übrigen liegen mit 19 bis 47 Jahren im Altersbereich unserer Mittelgruppe. Die dritte Gruppe schließlich wird ganz überwiegend von Gefäßprozessen gestellt.

Die Häufigkeit, in der sich bestimmte Muskeln oder Muskelgruppen an der Myorhythmie beteiligen, ist in Abb. 29 dargestellt. In den Fallbeschreibungen als unsicher oder als nicht synchron erwähnte Beteiligungen wurden nicht mitgezählt. Beim Trigeminus sind synchrone Trommelfellzuckungen und Mundbodenbewegungen mit eingereiht, obwohl zu diesen auch der Facialis beitragen kann. Unter Facialis sind nur Gewichtsbewegungen aufgenommen. Dabei sind es meistens die unteren Gesichtsmuskeln und das Platysma, die an der Myo-

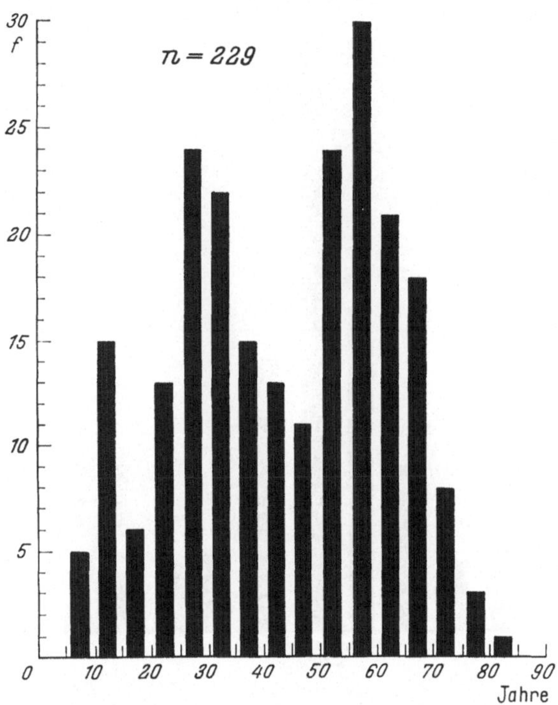

Abb. 28. Häufigkeitsverteilung des Alters von 229 Pat. mit Hirn-nervenmyorhythmie. Es heben sich drei Altersgruppen ab

rhythmie teilnehmen. Dieser Unterschied entspricht einer somatotopischen Gliede-rung des Facialiskerns: Die Neurone für das untere Gesicht sollen weiter dorsal liegen als die übrigen [*26*, S. 161]. Der Nucleus ambiguus ist im Diagramm nach Oropharynx, Gaumen und innerer Larynxmuskulatur unterteilt, grob ent-sprechend den Nn. glossopharyngeus, vagus und bulbärem accessorius, oder dem oberen, mittleren und unteren Anteil des Nucleus ambiguus. Es heben sich im wesentlichen zwei große Gruppen voneinander ab, eine mit häufiger Beteiligung, bestehend aus Facialis und den drei Ambiguus-Anteilen, und die übrigen mit ver-gleichsweise seltener Beteiligung. Die Rumpfmuskulatur kommt außer in den zwei Intercostales-Fällen nicht vor. Die 27 Pat. der Arbeit KORNYANSKY und SVIRIDOVA [*B 102*], die keine Fallbeschreibungen enthält, sind in dem Diagramm nicht verwertet. Die Autoren geben ganz allgemein an, daß Gaumen, Rachen und Larynx beteiligt waren.

Physiologisch gesehen halten die mitwirkenden Muskeln sich nicht an die Grenzen eines bestimmten Funktionskreises, wie Nahrungsaufnahme, Atmung, Phonation oder Artikulation, weder alle zusammen, noch die am häufigsten beteiligten. Auch zur phylogenetischen Einheit der Kiemenbogenmuskulatur besteht keine befriedigende Beziehung: Die Zentralgruppe häufigster Beteiligung ist zu klein und die gesamte mögliche topographische Ausdehnung der Myorhythmie zu groß. Die Kiemenbogennerven Trigeminus und spinaler Accessorius sind nicht häufiger beteiligt als Augen, Zunge, Zwerchfell oder Extremitäten. Nur eines hat die Zentralgruppe (Facialis und Ambiguus) gemeinsam: Anatomisch besteht sie aus jenen Hirnnervenkernen, die im Laufe der Ontogenese innerhalb des Hirnstamms nach vorne verlagert werden und deren Fasern deshalb ein „inneres Knie" bilden [*12*, S. 160]. Die Austrittszone dieser Fasern liegt rostrocaudal in einer Ebene, die vom dorsolateralen Rand der unteren Olive bestimmt wird.

Allerdings bleibt zu fragen, ob vom Trigeminus innervierte Muskulatur nicht doch häufiger bei der Hirnnervenmyorhythmie vorkommt, als aus der Abb. 29 hervorgeht. Eine etwaige Beteiligung des M. mylohyoideus und des vorderen Anteils des Digastricus, sowie des Tensor tympani sind in der Darstellung zwar berücksichtigt, da alle synchronen Mundboden- und Trommelfellbewegungen dem Trigeminus und nicht dem Facialis zugeschlagen wurden (obwohl an ihnen über den M. stylohyoideus, den hinteren Anteil des Digastricus und den M. stapedius auch der Facialis beteiligt sein könnte), aber es ist nicht berücksichtigt, da die Beobachtung das nicht zuläßt, ob der vom Trigeminus versorgte Tensor veli palatini zu den fast obligatorischen Gaumensegelbewegungen beiträgt. In diesem Falle wäre der Trigeminusanteil viel höher und die Zentralgruppe häufigster Beteiligung würde sich doch mehr dem Kreis der Kiemenbogennerven [*12*, S. 152 und 154] annähern. Die Kaumuskeln jedoch, die ja einen hervorragenden Anteil der branchiogenen Muskulatur darstellen, treten auf jeden Fall nur sehr selten in der Myorhythmie auf (fünfmal unter 29 Trigeminusbeteiligungen).

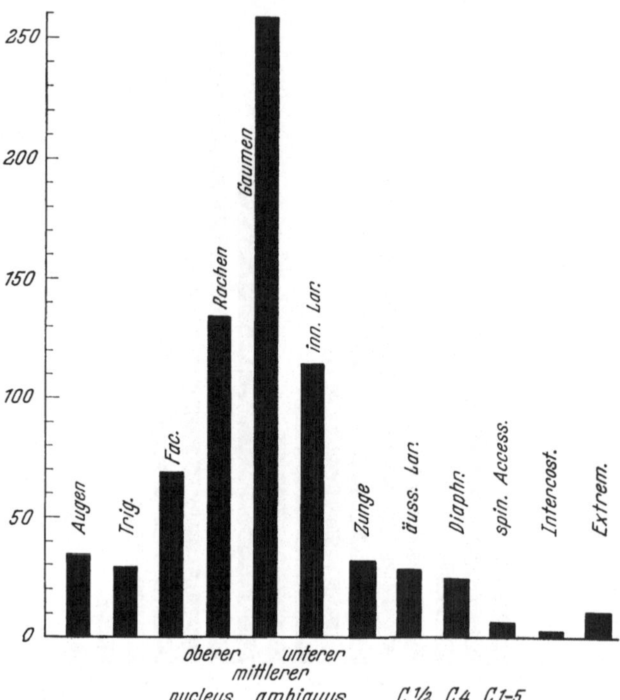

Abb. 29. Häufigkeit der Beteiligung verschiedener Muskelgebiete an der Hirnnervenmyorhythmie bei 269 Pat.

Von den 34 Pat. mit synchroner Beteiligung der Augen ist bei 13 hervorgehoben, daß die Bewegungsphasen in beiden Richtungen gleich schnell waren, wie dies von der „Nystagmusmyoklonie" (LENOBLE-AUBINEAU) bekannt ist (s. Pat. VII) und wie es früher als typisch auch für die Bewegungsform der Augen im Rahmen der Hirnnervenmyorhythmie angesehen worden war [*54, 55*]. Später sind aber immer wieder Fälle aufgetreten, bei denen, wie auch bei unserer Pat. I, ein gewöhnlicher Nystagmus (schnelle Phase synchron mit den anderen Muskelzuckungen) bestand. 18 Pat. hatten eine rotatorische Augenbewegung im Rahmen ihrer Myorhythmie. Nicht selten waren auch vertikale Augenbewegungen. 14mal waren die Bulbusbewegungen dissoziiert, d. h. sie erfolgten nur an einem Auge oder mit deutlichem Seitenunterschied in Amplitude oder Schlagrichtung (wie bei unserem Fall I).

Atemveränderungen wurden bei 17 Pat. beschrieben, darunter 5mal Cheyne-Stokes (2mal gleichzeitig mit der Myorhythmie aufgetreten), 3mal abgeflachte Atmung, 4mal beschleunigte, 4mal uncharakteristische Dyspnoe, 1mal erschwerte Einatmung infolge ausgiebiger Adduktionszuckungen der Stimmbänder. 8mal war die Atmung schon vom Aspekt her myoklonisch-sakkadierend, während bei den meisten der 25 Zwerchfellbeteiligungen die Bewegung so gering war, daß sie klinisch nicht imponierte und die normale Atmung nicht störte. Nur 1mal ist Singultus angegeben. Gelegentlich steigern sich die Zuckungen im Gesicht während der Inspiration oder sie kommen überhaupt nur während der Inspiration vor. Man hat daraus auf eine Beeinflussung der Atmung seitens der als primär periodisch angesehenen Zuckungen im Gesicht, Rachen oder Zwerchfell schließen wollen [121, S. 83], wofür sich aber sonst kein Anhalt ergibt. Der Einfluß dürfte vielmehr umgekehrt laufen und auf einer Bahnung der Zuckungen während der Inspiration beruhen

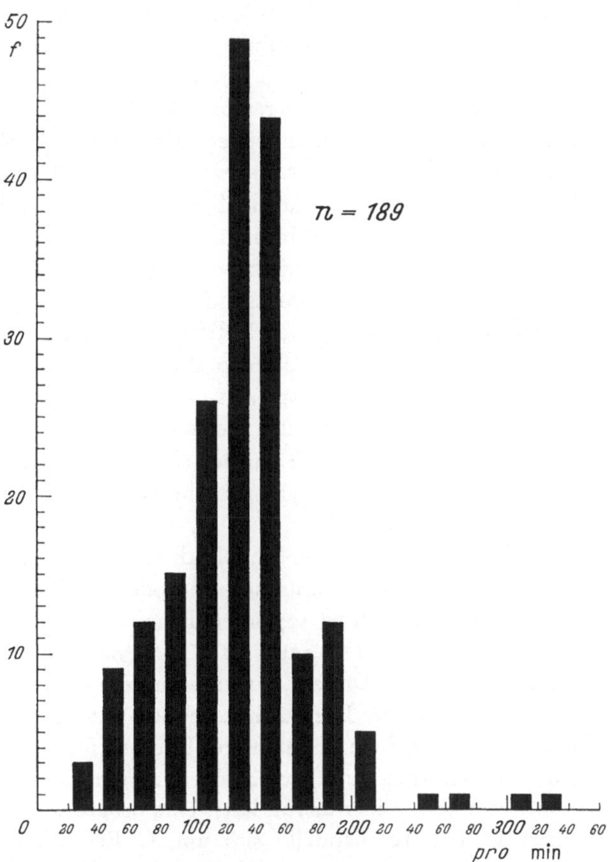

Abb. 30. Häufigkeitsverteilung der Minutenfrequenzen myorhythmischer Zuckungen bei 189 Fällen von Hirnnervenmyorhythmie. 63% der Werte liegen zwischen 100 und 160/min

(siehe Kapitel E). Die nicht einmal häufigen Atemstörungen hängen in erster Linie mit der Lokalisation der Herdläsionen zusammen.

Die Häufigkeitsverteilung der beobachteten Zuckungsfrequenzen geht aus Abb. 30 hervor. Zwischen 100 und 160/min oder 1,5 und 3/sec hat das Histogramm einen steilen Gipfel. Die Frequenzverteilung unterscheidet sich damit klar von der des Parkinsontremors und anderer Zitterformen, wenn sie auch nach oben in diese hineinreicht, während sie nach unten in die myorhythmischen Syndrome der Extremitäten, des Rumpfes oder Kopfes nach Encephalitis epidemica (siehe S. 33), die gewöhnlich mit einer Frequenz unter 80/min oszillieren, übergeht. Es sind allerdings vereinzelte auf Extremitäten, Stamm, Kopf oder isolierte motorische Hirnnerven beschränkte, nicht in unser Material aufgenommene Myorhythmien beschrieben (siehe S. 32), deren Frequenz mit der Gruppe größter Häufigkeit im obigen Diagramm übereinstimmt.

Von 296 Fällen war bei 43 kein neurologischer Befund angegeben, bei 26 ein normaler. Bei 23 Kranken war der neurologische Befund pathologisch, ohne daß aus der

Beschreibung eine Lokaldiagnose abgeleitet werden konnte. Fünf Pat. hatten Hemiplegien einschließlich des Gesichts, die nicht ohne weiteres dem Hirnstamm zugeordnet werden konnten. Ein Fall wurde als Zwischenhirnsyndrom klassifiziert. Bei sieben Kranken war die Myorhythmie mit anderen extrapyramidalen Störungen gekoppelt: Fünf mit Parkinsonsyndrom (zwei davon hatten allerdings auch bulbäre Symptome), einer mit torsionsdystonischen Erscheinungen, einmal mit familiärem Tremor (ein weiterer Pat. hatte senilen Tremor [B 35], mußte aber wegen seiner Hauptsymptomatik den Hirnstammfällen zugerechnet werden). Von den übrigen 191 Kranken hatten 39 ausschließlich oder überwiegend cerebelläre Zeichen. Bei 11 Pat. fanden sich Mittelhirnsyndrome (vier Ruberfälle, drei Haubensyndrome anderer Art, zwei Pedunculussyndrome, eine „Enthirnungsstarre" und ein Syndrom der Brachium conjunctivum-Kreuzung, das autoptisch verifiziert ist [B 120, B 127]). Wir fanden ferner 37 mehr oder weniger reine Ponssyndrome (darunter vier reine A. cerebelli superior-Syndrome, zehn Foville, einen Millard-Gubler, die übrigen 22 unbestimmte oder mit anderen Lokalzeichen verbundene Ponssyndrome). 16 Pat. hatten eine Kleinhirnbrückenwinkelsymptomatologie. Es fanden sich ferner 34 Pseudobulbärparalysen, eine progressive Bulbärparalyse und drei weitere Fälle mit überwiegend oder ausschließlich bulbären Zeichen. Schließlich wurden sieben Oblongatasyndrome festgestellt, darunter drei dorsale, davon zwei Syringobulbien, und vier laterale. Eine Syringobulbie war anatomisch verifiziert [B 62, Fall 3], wobei sich zeigte, daß die Höhle weit in die Brückenhaube hinaufreichte. Schließlich blieben 43 Pat. übrig, bei denen die Symptomatik eine allgemeine Hirnstamm- und/oder Kleinhirnlokalisation gestattete.

Die klinisch gestellten topischen Diagnosen passen also in das bekannte Schema von GUILLAIN und MOLLARET [B 71], wonach einer Hirnnervenmyorhythmie eine Läsion irgendwo im Dreieck Ruber — untere Olive — gegenseitiger Dentatus zugeordnet werden kann. Die 42 histologisch mit Serienschnitten des Hirnstamms und Kleinhirns untersuchten Fälle unseres Literaturmaterials (einschließlich Fall III unseres eigenen Beobachtungsgutes) schränken indessen die tatsächlich vorkommenden Lokalisationen stark ein. Einer davon hatte eine progressive Bulbärparalyse [B 20]. Von den übrigen 41 Pat. (es handelte sich um 32 Erweichungen oder Blutungen, darunter mehrere Status lacunares, um sechs Tumoren, eine Syrinx, einen Entmarkungsprozeß und eine Encephalitis — unser Fall III) hatten 21 primäre Läsionen im Bereich eines oder beider Nuclei dentati [B 15, Fall 8; B 21, B 22, B 23; B 50, Fall 3; B 60; B 62, Fall 2; B 69, B 75; B 97, zwei Fälle; B 100, B 122, B 125; B 140, Fall 2 und 3; B 142, B 173, B 174, B 175; B 194, Fall 1], 17 in der Brücke mit Zerstörung der zentralen Haubenbahn [B 2, B 39; B 50, Fall 1, 2 und 4; B 53, zwei Fälle; B 62, Fall 3; B 78, B 79, B 83 von B 121, B 88, B 124, B 131, B 154; B 189, Fall III unserer Serie], einer an beiden Orten [B 47], einer in der Brachium conjunctivum-Kreuzung [B 120] und einmal [B 76] waren die Oliven „primär" von hypertrophischer Degeneration befallen. Mit anderen Worten, es sind keine anatomisch verifizierten Fälle von Hirnnervenmyorhythmie bekannt, wo der primäre Herd im Mittelhirn oberhalb der Bindearmkreuzung oder in der Oblongata (d. h. in der Olive selbst oder dem Corpus restiforme, dem Hauptsammelplatz der olivocerebellären Fasern und einem Schenkel des GUILLAIN-MOLLARETschen Dreiecks) gefunden worden wäre. So gibt es keinen anatomisch verifizierten Fall von lateralem Oblongatasyndrom [30, 41, 52, 59, 87, weitere Literatur hierzu siehe bei B 59], der eine Myorhythmie gehabt hätte. Die anatomisch untersuchte Syringobulbie dieser Serie [B 62, Fall 3] macht keine Ausnahme, weil hier die Syrinx bis in die Brücke hinaufreichte und die zentrale Haubenbahn dieser Seite zerstört hatte. Der einzige klinische Nucleus ruber-Fall unserer Serie, der auch histologisch untersucht ist [*B 23*], hatte u. a. eine Läsion des Brachium conjunctivum in der Nähe des Dentatus mit beginnender Hypertrophie der gegenseitigen Olive. Diesen anatomischen Tatsachen entspricht übrigens das Ergebnis der klinischen Aufschlüsselung insofern, als die Mittelhirn- und Oblongatasyndrome an Zahl ganz erheblich gegenüber den anderen Lokalisationen zurücktreten (siehe oben).

Von den 42 anatomischen Fällen war bei 36 eine hypertrophische Degeneration der unteren Olive(n) vorhanden, bei fünf [*B 69, B 75, B 88, B 173, B 189*] wurden Olivendegenerationen angegeben ohne genauere Mitteilungen über ihre Beschaffenheit. In einem Fall ist ausdrücklich mitgeteilt [*B 20*], daß die Oliven zwar eine leichte Zellverarmung, aber keine Spur der Hypertrophie erkennen lassen. Es handelte sich dabei um einen in unserem Zusammenhang exceptionellen Fall, nämlich die progressive Bulbärparalyse; erst in den letzten Lebenstagen hatte die Pat. eine Myorhythmie des Gaumensegels bekommen.

Das erwähnte histologische Bild besteht in einer Längen- und Dickenzunahme des Olivenbandes, in Schwellung, später Vacuolisierung, schließlich eventuell Untergang der Olivenzellen, Schwellung und Proliferation der Dendriten und in einer enormen Gliawucherung [*14, 69, 83, 115, B 62*]. Dieser besondere und im ZNS einzigartige Befund ist aber auch bei einer ganzen Reihe von Fällen festgestellt worden, die sicher keine Myorhythmie gehabt hatten [*13, 17, 25, 31, 44, 51, 56, 58, 70, 84, 88, 94; B 62,* Fall 1; weitere Literatur hierzu siehe bei *B 194*]. Auch in diesen Fällen ist die Hypertrophie fast immer in Verbindung mit und homolateral zu einer Unterbrechung der zentralen Haubenbahn in der Brücke, oder in Verbindung mit und dann kontralateral zu Läsionen im Bereich des Nucleus dentatus aufgetreten. Man hält es jetzt für das wahrscheinlichste, daß der Zustand eine Reaktion der unteren Olive auf den Untergang cerebello(dentato?)-olivärer Fasern ist, die über das Brachium conjunctivum laufen und unmittelbar nach der Kreuzung vor Erreichen des Nucleus ruber zur zentralen Haubenbahn stoßen [*26,* S. 208; *115, B 62;* Literatur hierzu siehe auch *8,* S. 294 und 304]. Es gibt zwar einige wenige anatomische Fälle von ausschließlicher Ruberläsion mit sekundärer Olivendegeneration, aber ohne die typische Hypertrophie [siehe *93, 94*]; diese Patienten hatten keine Hirnnervenmyorhythmie.

Diese Vorstellung ist nicht unbestritten. Bis in die jüngste Zeit wird eine andere Möglichkeit vertreten, daß die hypertrophische Degeneration eine besondere Reaktionsform der Olive auf ihre gefäßabhängige hypoxische Schädigung darstellt [*13, 94*]. Eine absolute Entscheidung der Frage wird dadurch erschwert, daß die meisten anatomisch-histologischen Fälle von Gefäßprozessen herrühren und auch bei den übrigen die Läsionen meist ziemlich ausgedehnte waren. Trotzdem wäre eine Reihe von Tatsachen mit der „neuronalen" Vorstellung besser zu erklären. So darf z. B. nicht übersehen werden, daß sowohl anatomische, als auch nur klinisch beobachtete Kleinhirnläsionen eher einen größeren Anteil ausmachen als Schädigungen des Hirnstamms. (Zu dieser Frage siehe auch S. 40.)

Für unsere Untersuchung muß die Tatsache festgehalten werden, daß die hypertrophische Degeneration der bulbären Olive offenbar ein recht konstanter anatomischer Befund bei der Hirnnervenmyorhythmie ist. Sie stellt also eine notwendige, aber, wie die Fälle von Hypertrophie ohne Myorhythmie lehren, nicht ausreichende Voraussetzung (oder auch nur Begleiterscheinung) der merkwürdigen Hyperkinese dar. In diesem Zusammenhang sind weitere Befunde von Bedeutung. Von 66 halbseitigen Myorhythmien gehören 19 zur Gruppe der histologisch untersuchten Fälle

[*B 2; B 15*, Fall 8; *B 21, B 22, B 23, B 47; B 50*, zwei Fälle; *B 62*, zwei Fälle; *B 75; B 97*, Fall 1; *B 100, B 125, B 131, B 142, B 154, B 189; B 194*, Fall 1]. Alle hatten die Olivenveränderung allein oder überwiegend auf der Gegenseite. (Andererseits gibt es elf anatomisch einseitige Fälle mit doppelseitiger, überwiegend sogar symmetrischer Myorhythmie [*B 39, B 50; B 53*, zwei Fälle; *B 60, B 78, B 88; B 97*, Fall 2; *B 124; B 140*, Fall 2, eigener Fall III].) Von den übrigen 47 nicht anatomisch untersuchten Fällen mit streng halbseitiger Myorhythmie erlaubte der klinische Befund bei 24 keine Lateralisation. Ein Pat. hatte ein postencephalitisches Hemiparkinson-Syndrom mit der Myorhythmie auf der gleichen Seite. Fünf weitere hatten streng einseitige Ponssyndrome, davon hatten drei die Myorhythmie auf der Gegenseite. Drei in den Hirnstamm oberhalb der Brücke zu lokalisierende Syndrome hatten die Myorhythmie auf der Gegenseite, vier cerebelläre Zustandsbilder auf der gleichen Seite. Von 6 Kranken, bei denen der klinische Befund nur die Lokaldiagnose „Hirnstamm", aber unilateral, erlaubte, hatten vier die Myorhythmie auf der Gegenseite. Alle 4 Pat. mit klinischer Läsion in der Oblongata [*B 59, B 123, B 209*, eigener Fall II] hatten die Myorhythmie auf der Herdseite.

Im wesentlichen bestätigen die klinischen Befunde also die Regel: a) Kleinhirn-(Dentatus)läsion — gegenseitige Olivenhypertrophie — gleichseitige Myorhythmie, b) Hirnstamm-, vor allem Brücken(zentrale Haubenbahn)läsion — gleichseitige Olivenhypertrophie — gegenseitige Myorhythmie. Eine Ausnahme davon machen nur die Oblongatasyndrome. Da aber bisher, wie oben ausgeführt, keine histologische Untersuchung von einem solchen Fall existiert, läßt sich dieser Befund bisher nicht deuten. Man hat vermutet, daß nach Läsion des Corpus restiforme retrograd eine hypertophische Degeneration in der gegenseitigen Olive mit entsprechender gekreuzter Myorhythmie auf der Seite der Primärläsion auftrete. Eine solche Deutung wird aber durch die bisher vorliegenden anatomischen Befunde nicht gestützt. Sie lassen nur eine transneuronale Erklärung der Olivenveränderungen zu [*69, 70, 115, B 62*]. Bei dieser Gelegenheit muß nochmals hervorgehoben werden, daß nicht eine beliebige Läsion der Olive das Myorhythmiesyndrom begleitet, sondern nur diese einzigartige morphologische Reaktionsform des Organs, die man hypertrophische Degeneration nennt. Unter den gesammelten Fällen ist kein einziger einer olivoponto-cerebellären Atrophie, und unter den anatomisch verifizierten lateralen Oblongatasyndromen, bei denen der retrooliväre Erweichungsherd nicht selten die Olive selbst mit einbezieht oder eine Zerstörung des Corpus restiforme die retrograde (nicht hypertrophische) Degeneration der Olive hervorruft, ist nie eine Myorhythmie erwähnt worden [*30, 41, 52, 59, 87;* weitere Literatur hierzu siehe *B 59*].

E. Besondere Eigenschaften des Syndroms

Die Analyse der Literaturfälle hat gezeigt, daß die Hirnnervenmyorhythmie in einer Reihe von Merkmalen, wie das Vorkommen bei bestimmten Krankheiten, Verteilung, Schlagfrequenz u. a. von anderen rhythmischen Myoklonien und Tremoren abweicht. Außerdem gibt es noch mehr Eigenschaften, die sie von allen Hyperkinesen unterscheiden und die vor allem für die Physiologie des Syndroms wichtig sein können.

1. Die befallenen Muskeln zucken untereinander *synchron*. Es handelt sich hier nicht um eine „gleitende Koordination" wie etwa beim Tremor [*71*], sondern um

eine strenge Kopplung, wenn auch eine gewisse, in der Richtung konstante, der Größe nach in engen Grenzen wechselnde Phasenverschiebung vorkommen kann (siehe Pat. I).

2. Die Zuckungen laufen *kontinuierlich* ab, sie unterbrechen sich nie. Allerdings gibt es Ausnahmen von dieser Regel. Über kürzere oder längere Unterbrechungen wurde vorwiegend bei Pat. der „funktionellen" Gruppe berichtet (siehe S. 14), sie kommen aber auch bei sicher organischer Genese vor. Verschwinden des Symptoms unter Suggestivmaßnahmen oder Lokalbehandlungen wurde elfmal [*B 8, B 17; B 65,* Fall 5; *B 67,* Fall 1; *B 143, B 146; B 150,* 2 Fälle; *B 159, B 188, B 207*] angegeben, einmal spontan [*B 51,* Fall 1]. Das Folgende bezieht sich überwiegend auf gesichert organische Fälle: So konnten wir fünf Beschreibungen finden, wo die Bewegungen „anfallsweise" auftraten [*B 4, B 74, B 77, B 157, B 204*]. Gar nicht selten ergreift die Myorhythmie fortschreitend weitere Muskeln [*B 15,* Fall 6 und 7; *B 21, B 59; B 71,* Fall 1; *B 72; B 81,* Fall 2; *B 82,* Fall 3; *B 109, B 112, B 123, B 175; B 194,* Fall 3] oder dehnt sich von der einen auch auf die andere Seite aus [*B 71,* Fall 2; *B 75, B 201*]. Einmal ist die Hyperkinese 5 Jahre [*B 140,* Fall 9], einmal 8 Jahre [*B 75*] nach ihrem Beginn unter zunehmenden neurologischen Ausfallserscheinungen verschwunden. Vereinzelt ist es im Laufe von Jahren zu einer partiellen Rückbildung gekommen [*B 81,* Fall 2; *B 201*].

3. Mindestens 25mal wird ausdrücklich erwähnt, daß Intervalle und Amplituden unregelmäßig erscheinen, während eine hohe *Konstanz der mittleren Frequenz und Ausprägung* die Regel ist. Sechs Ausnahmen konnten wir feststellen: Dreimal wechselte die Frequenz tageweise (darunter Pat. II), zweimal nahm sie im Laufe der Zeit wesentlich zu [*B 15,* Fall 7; *B 152*], einmal ab [*B 215*].

4. Nur scheinbar gegensätzlich sind die Angaben über den *Einfluß von Willkür-innervation* (und Phonation, Schlucken, Kauen, Gähnen usw.). Es wird Bahnung der Zuckungen, häufiger aber ihr Verschwinden beschrieben. Die experimentellen Untersuchungen bei der Pat. I erklären diese Widersprüche: Der Einfluß der Innervation erstreckt sich nur auf den innervierten Muskel und nur auf die Amplitude der Bewegungen, jedoch nicht auf die Frequenz. Das Ergebnis hängt von der ursprünglichen Größe der Zuckungen eines gegebenen Muskels und von der Stärke der Innervation ab. Unter leichter Innervation tritt Bahnung ein, d. h. pro Schlag beteiligen sich mehr motorische Einheiten. In einer starken Innervation dagegen können die Potentiale und Zuckungen untergehen, wenn sie nicht ursprünglich schon einen größeren Teil des Muskels ergreifen.

Zur Bahnung unter Innervation gehört auch die Beobachtung, daß die Zwerchfellzuckungen oder die Nasenflügel- und Mundwinkelbewegungen während der Inspiration größer werden können. Während Phonation sistieren gewöhnlich die Zuckungen der Stimmbänder, meistens nicht die (häufig stärkeren) Gaumensegelkontraktionen.

Nicht selten sind die Bulbusausschläge bei geschlossenen Augen oder in bestimmten Blickrichtungen größer, ohne daß sich an der Frequenz oder der Synchronisierung etwas ändert (siehe auch Pat. I). Wenn sich die Extremitäten beteiligen, tun sie dies fast immer nur während Halteinnervation [z. B. *B 73, B 123;* siehe auch in den Übersichten *54* und *55*], nicht in Ruhe oder im Schlaf, gewöhnlich nicht während Bewegungen. Die Extremitäten zeigen in diesen Fällen eine Art Antagonistenhaltetremor, der mit den Zuckungen im Hirnnervenbereich synchronisiert ist. EMG-Untersuchungen über diesen Tremor und seine Zeitkorrelation mit den Zuckungen im Hirnnervenbereich gibt es noch nicht.

5. Wie aus zahlreichen Beschreibungen hervorgeht, gehen die Zuckungen auch *nach supranucleärer Lähmung der betroffenen Muskeln weiter*. Viele Pat. hatten eine Pseudobulbärparalyse, bei der gerade die an der Myorhythmie hauptsächlich teilnehmenden Muskeln paretisch zu sein pflegen. Das Syndrom bedarf also nicht einer intakten corticobulbären Innervation, wie etwa der Parkinsontremor.

6. Fälle, bei denen der Zeitpunkt einer Läsion feststand und die lückenlos und genau beobachtet werden konnten, erlauben die Feststellung, daß die *Myorhythmie nicht sofort entsteht*. Sie beginnt frühestens etwa eine Woche nach einem Insult, der die primären Läsionen setzte [siehe etwa *B 23, B 131, B 191*]. Gewöhnlich ist der Zeitabstand wesentlich länger.

7. *Die Resistenz des Symptoms gegenüber Sinnesreizen und Affekten* wurde immer wieder betont. Dazu gehört auch die Angabe, daß in acht Fällen Lokalanästhesie von Rachen oder Kehlkopf und dreimal Infiltrationsanästhesie beteiligter Muskeln wirkungslos waren. Manipulationen in Hals und Rachen (Herabdrücken der Zunge, Tubenkatheterismus, Einstich einer EMG-Nadel u. a.) führten jedoch in einigen wenigen sowohl funktionellen wie organischen Fällen zu einer vorübergehenden Hemmung der Myorhythmie. Auch unser Pat. II zeigt, daß eine manifeste Beeinflussung der Frequenz durch Sinnesreize vorkommt, und die statistischen Befunde von Pat. I weisen trotz hoher Konstanz der Durchschnittsfrequenz feinere Unterschiede in der Häufigkeitsverteilung der Intervalle auf (deren statistische Signifikanz jedoch nicht nachgewiesen ist, siehe S. 6). Bei einer Reihe von Fällen wurde eine Bahnung der Bewegungen oder eine Steigerung ihrer Frequenz auch unter affektiver Belastung beobachtet [z. B. *B 164*]; diese gehören vorwiegend zur „funktionellen" Gruppe.

Druck auf den Carotissinus war 13mal wirkungslos [*B 15*, Fall 7; *B 82*, Fall 8; *B 94*; *B 140*, Fall 2, 4, 5, 7—12; *B 164*], Druck auf die Augenbulbi einmal [*B 15*, Fall 7]. Beschleunigung der Zuckungen wurde unter Carotissinus-Druck zweimal beobachtet [*B 106, B 196*], einmal ist gleichzeitig die Amplitude angestiegen [*B 106*]. Unter Bulbusdruck wurde einmal eine Beschleunigung [*B 196*], einmal eine Verlangsamung der Zuckungen [*B 12*] beobachtet.

Die Wirkung kalorischer *Labyrinthreizung* wurde zwölfmal untersucht; sie war immer ohne Effekt (obwohl Schwindel und Nystagmus auftrat). Zweimal war galvanische Vestibularisreizung wirkungslos.

8. Die *Atmung* hatte in 12 Fällen, bei denen ausdrücklich darauf geachtet wurde, keinen systematischen Einfluß auf die Oscillationsfrequenz (fünfmal unter Atemanhalten, zweimal unter Hyperventilation untersucht). Einmal wurde 100 % O_2, ein anderes Mal 5 % CO_2 durch Atemmaske gegeben ohne Wirkung auf das Symptom. Zweimal sistierten die Zuckungen unter Atemanhalten, einmal auch unter Hyperventilation und einmal bei tiefer Inspiration. Einmal wurden die Bewegungen unter Apnoe stärker. Ein anderes Mal nahm die Frequenz während Exspiration zu, während Inspiration ab.

9. In 27 Fällen (einschließlich unserer Pat. I) wurde festgestellt, daß die Zuckungen im *Schlaf unverändert* weiterlaufen, zweimal wurden sie langsamer. Wir fanden 16 Fälle, bei denen sie im Schlaf sistierten; etwa die Hälfte davon gehörte zur „funktionellen" Gruppe. Siebenmal wurde beobachtet, daß die Hyperkinese im post-

apoplektischen oder präfinalen *Koma* völlig unverändert weiterging [*B 15*, Fall 7; *B 82*, Fall 4; *B 97*, Fall 2; *B 99*, Fall 1; *B 140*, Fall 2 und 3; *B 213*].

10. Die unwillkürlichen Bewegungen erwiesen sich als *resistent gegenüber den verschiedensten Medikamenten*. Der wichtigste Befund ist der, daß in dreizehn Fällen intravenöse Amobarbitalnarkose wirkungslos war [*B 15, B 140*]; nur die Augenbewegungen hörten auf. Einmal blieb Mephenesin ohne Effekt [*B 15*], auch hierbei sistierten aber die Bulbi. Auch während einer Äthernarkose gingen die Bewegungen weiter. Umgekehrt verschwanden die Zuckungen je einmal unter intravenöser Amobarbital [*B 132*]-, Hexobarbital [*B 65*, Fall 1]- und Thiopentalnarkose [*B 139*] und einmal unter Äther [*B 65*, Fall 5]; zwei dieser Fälle gehörten zur „funktionellen Gruppe", einer war nicht bestimmbar. Ohne Wirkung blieben ferner Strychnin, Scopolamin, Neostigmin, Brom, Atropin (je zweimal), und je einmal Phenobarbital, Diphenylhydantoin, Reserpin, Ca, KCl, Chinin, Daturin, Morphin, Eserin, Ergotamin, Vitamin B_1. (Einmal soll sich unter Atropin der Rhythmus verlangsamt haben, einmal unter Coniin die Zuckungsgröße zurückgegangen und einmal unter Phenobarbital eine „Besserung" des Symptoms eingetreten sein.) Vielleicht macht Chlorpromazin eine wichtige Ausnahme; es ist allerdings nur eine kurze Notiz, die besagt, daß es die Zuckungen zum Verschwinden bringe [*5*].

11. In allen Fällen war das *EEG* ohne den Zuckungen zugeordnete paroxysmale Erscheinungen [*50, B 92* u. a.].

F. Pathogenetische Deutung der Hirnnervenmyorhythmie

Wie wir gesehen haben, ist die klinische Bedeutung des Syndroms relativ gering: Es tritt nur selten auf, kann zur Diagnose meistens nichts beitragen, und die Kranken werden nur dann davon behelligt, wenn es mit einem Kopf- oder Ohrgeräusch einhergeht. Außer bei den „funktionellen" Fällen tritt diese Belästigung hinter den anderen Beschwerden und Ausfallserscheinungen weit zurück. Die pathologisch-anatomischen Umstände sind zum großen Teil erforscht, wenn auch die Entstehungsbedingungen und die Bedeutung der hypertrophischen Olivendegeneration noch umstritten ist und ein Vergleich der im Einzelfall beobachteten Ausdehnung der beteiligten Muskeln mit dem jeweiligen anatomischen Befund aussteht. Größere Unklarheit herrscht noch über die Pathogenese des Syndroms und hier scheint mir das Hauptinteresse der Myorhythmie zu liegen. Es handelt sich ja um ein rhythmisches Phänomen an Motoneuronen, die in die Formatio reticularis des Hirnstamms eingebettet liegen, wo sich andere rhythmische Vorgänge wie Atmung und Nystagmus abspielen, und über die in der Forschung des letzten Jahrzehnts soviel neues Material beigebracht worden ist.

Die Myorhythmie ist schon früh als Enthemmungsphänomen im weitesten Sinn gedeutet worden [*16, B 21, B 50, B 100, B 156*]. Die Ausschaltung im GUILLAIN-MOLLARETschen Dreieck [*54, 55, B 71*] gelegener, zu einem Erregungskreis zusammengeschlossener, einen Anhang an das extrapyramidalmotorische System bildender Strukturen, besonders des Nucleus ruber, der bulbären Olive und des gegenseitigen Nucleus dentatus, wurde als verantwortlich für die Enthemmung funktionell nachgeordneter Zentren oder Assoziationsbahnen gedacht. Als solche wurden nicht nur subcorticale Strukturen, sondern auch die motorische Rinde angesehen [*66*]. Man hat

Cerebellum [*66, B 81, B 99, B 100*], Bindearm [*66, B 21*], Ruber [*66, B 81*], hinteres Längsbündel [*B 50*], zentrale Haubenbahn [*B 21, B 50*], Formatio reticularis [*B 21*], die Olive selbst [*B 2, B 39, B 50, B 78, B 81, B 125*] oder Kombinationen dieser Strukturen als Teile bremsender Systeme aufgefaßt, deren Ausfall oder Unterbrechung das Symptom entbinde. Dentatus, Ruber und Olive können als Koordinationsapparat angesehen werden, dessen an den verschiedensten Stellen mögliche Störung das Symptom verursache [*B 69, B 71*]. Die Blockierung regulatorischer Einflüsse zwischen Oliven, Kleinhirn, Ruber und Reticularis verhindere die normale Zusammenarbeit der betroffenen Muskeln, das heißt, die Myorhythmie sei im wesentlichen eine Koordinationsstörung [*B 69*]. Man hat den Ausfall regulierender extrapyramidaler oder cerebellärer Impulse zur Substantia reticularis [*121*] angeschuldigt, oder andererseits die untere Olive als seiner Kontrolle durch Ruber und Dentatus beraubten extrapyramidalen Relaiskern in den Mittelpunkt der Störung gerückt [*18*].

Die funktionelle Veränderung, die das Zentrum durch den Untergang vorgeordneter Strukturen erleidet, wurde als Erregbarkeitssteigerung gegenüber normalen Afferenzen [*B 99, B 106*] (die Myorhythmie also im wesentlichen als reflektorisches Phänomen), oder als Ermöglichung einer dem enthemmten Zentrum eigenen, normalerweise latenten Automatie gesehen [*121, B 53, B 81, B 106, B 131*].

Man hat dabei vor allem an einen Eigenrhythmus der Formatio reticularis gedacht [*121, 125, 126*], analog der Jungschen Deutung des Tremors [*71*] als Ausdruck einer Eigenrhythmik des spinalen Interneuronapparates. Überhaupt ist die Myorhythmie nicht selten dem Parkinsontremor und anderen Zitterformen an die Seite gestellt worden [*121, B 7, B 21, B 53, B 72, B 78, B 81, B 112, B 142*], was aber nur für den gelegentlich dabei vorkommenden synchronen Haltetremor der Gliedmaßen Sinn hätte. Sonst unterscheiden sich die myorhythmischen Zuckungen vom Tremor nicht nur durch ihre andere Frequenz und die häufige Fortsetzung im Schlaf, sondern auch durch die Tatsache, daß sie nach Ausfall corticobulbärer Verbindungen der betroffenen Muskeln weitergehen. Wenn man diese Unterschiede noch als rein quantitative betrachten könnte, so ist doch der Innervationsmodus ein anderer: Die verschiedenen Muskeln arbeiten bei der Myorhythmie streng gekoppelt, und der Rhythmus geht während einer eingeschalteten Willkürinnervation unbeirrt weiter, wie wir im experimentellen Teil gezeigt haben. Eher läßt sich die Myorhythmie gewissen rhythmischen und synchronen Myoklonien nach Encephalitis epidemica an die Seite stellen, die im Schlaf nicht sistieren; sie sind jedoch langsamer und spielen sich meistens an Rumpf und Extremitäten ab (siehe S. 33 u. 37).

Zur Deutung als enthemmte Automatie gehört auch die Vorstellung, daß es sich um die phylogenetisch alte Primitivrhythmik der Kiemenatmung handle, die zusammen mit dem Aufbau neuer Hirnteile latent geworden ist [*125, 126, B 9, B 44, B 196*]. Man hat vor allem auf die jüngere Entwicklung der Olive bei den Vertebraten hingewiesen, die mit dem Übergang zum Landleben Hand in Hand geht, und so die funktionelle Deutung sehr elegant mit dem anatomischen Befund in Beziehung gesetzt [*B 196*]. Diese Hypothese würde auch die Unabhängigkeit des Rhythmus von Schlaf, Narkose und Koma als einer Funktion, die im Dienst der Lebenserhaltung steht und deshalb weitgehend autonom und mit einem hohen Sicherheitsfaktor arbeitet, verständlich machen. Sie ist bestechend, steht aber mit der beobachteten Häufigkeit der Beteiligung zum Kiemendarm gehörender Muskeln nicht in Übereinstimmung (siehe aber S. 36).

Ähnliches gilt für die funktionalen Deutungen des Symptoms als enthemmte abortive Gähn- [B 53], Saug- [B 106], Schluck- [B 196] oder Würgbewegungen [B 161]. Mehrere Autoren haben die Hirnnervenmyorhythmie als Störung besonderer Art im Koordinierungssystem der Atmung oder des Schluckens [B 53, B 99, B 112, B 126] betrachtet, wobei sich zwar die Beteiligung der perioralen Muskulatur gut einordnen läßt, nicht aber die bei über einem Neuntel der Fälle beobachtete Beteiligung der Augen, die überdies vom Zwerchfell oder der Zunge nicht übertroffen wird. Der Kreis der beteiligten Muskeln deutet aber eine Auswahl nach gewissen Leistungszusammenhängen doch an.

Wichtige Beiträge haben Affenversuche von Bender et al. [B 15] und Bebin [8] geleistet. Reizung im dorsomedialen Bereich der bulbären Olive oder im unmittelbar anliegenden Teil der Formatio reticularis der Oblongata [B 15] führte bei schwacher Stromstärke zu einer meist gleichseitigen, manchmal bilateralen Kontraktion des Gaumens und perioralen Facialis, bei stärkerer Reizung zu rhythmischen klonischen Bewegungen, solange die Reizung andauerte. Die Autoren [B 15] verglichen diesen Befund mit jenem aus der Klinik der Hirnnervenmyorhythmie, wonach die Bewegungen meist kontralateral zur anatomisch veränderten Olive auftreten. Sie schließen daraus, in Analogie zum Nystagmus nach einseitiger Labyrinthausschaltung oder -reizung, auf eine gegenseitige Abhängigkeit zwischen den Oliven beider Seiten, die sich normalerweise im Gleichgewicht befinden. Die Autoren haben später in der gleichen Hirngegend Läsionen gesetzt, wonach ebenfalls, und zwar nach 7 bis 10 Tagen [9] anhaltende Gaumensegelmyorhythmie auftrat, die im Schlaf und während Barbituratnarkose nicht verschwand [10]. Leider sind diese letzten Befunde nur sehr kurz mitgeteilt; über die Seite, auf der die Myorhythmie entstand, und über Olivenveränderungen nach den experimentellen Läsionen ist nichts angegeben. Bebin [8] hat bei Reizung der zentralen Haubenbahn in verschiedenen Höhen zwischen Mittelhirn und Medulla oblongata in ähnlicher Weise gleichseitige Kontraktionen und auch kurze myoklonische Zuckungsfolgen der Augen, des Gesichts und vor allem des Gaumens erhalten, nach der umschriebenen Zerstörung der jeweiligen Reizgebiete aber keine Myorhythmie gesehen, obwohl auch er die Tiere 14 bis 20 Tage lang beobachtete. Die anatomischen Veränderungen wurden von ihm nur mit Markscheidenmethoden untersucht; über Olivenzellveränderungen ist daher auch bei ihm nichts angegeben.

So wichtig die Befunde sind, lassen sie im Vergleich mit den klinischen Tatsachen doch noch mehrere Fragen offen, wie z. B. folgende: Wie kann man mit einer Störung des Gleichgewichts erklären, daß nach direkter Läsion oder gewöhnlicher Degeneration der Oliven keine Myorhythmie beobachtet wird, und, warum verschwindet das Symptom nicht, wenn beide Oliven hypertrophisch degenerieren?

Auf Grund der eigenen experimentellen Befunde und einer umfassenden Analyse der einzelnen Fallbeschreibungen aus der Literatur lassen sich über die Myorhythmie folgende Feststellungen treffen:

a) Es handelt sich bei ihr nicht um ein reflektorisches Phänomen. Sie unterscheidet sich damit vom „Reflexmyoklonus" und läßt sich nicht durch Übererregbarkeit eines neuronalen Substrats deuten.

b) Sie kann nicht als Koordinationsstörung gedeutet werden. Die normale Zusammenarbeit der beteiligten Muskeln beim Kauen, Schlucken, Sprechen, Atmen ist nicht gestört, wie die Untersuchung der Patienten zeigt. Etwaige gleichzeitige Dysarthrien oder Schluckstörungen bestehen unabhängig von der Myorhythmie als bulbäre Symptome.

c) Sie ist nicht mit corticalen Vorgängen gekoppelt. Durch die Abwesenheit von EEG-Paroxysmen unterscheidet sie sich von einem großen Teil der Myoklonien. Die Befunde sprechen nicht dafür, daß die abnormen Impulse über corticobulbäre Neurone die motorischen Hirnnerven erreichen.

d) Die strenge Synchronisierung der Zuckungen setzt einen übergeordneten Schrittmacher voraus, der spontan tätig ist. Die bahnende Wirkung einer Willkürinnervation muß direkt an den Motoneuronen oder an ihrem vorgeschalteten „prämotorischen Apparat" [111, 112] angreifen. Durch die Schrittmacherimpulse wird offenbar nicht nur eine von Schlag zu Schlag etwas wechselnde Anzahl von Motoneuronen entladen, sondern es werden außerdem benachbarte unterschwellig angeregt, die sich bei zusätzlicher Bahnung in die rhythmischen Zuckungen eingliedern. Wenn diese von vornherein nur wenige motorische Einheiten ergreifen (wie in der Perioralmuskulatur der Pat. I), kann die Myorhythmie von stärkerer Innervation zugedeckt werden, während der Schrittmacher unabhängig und autonom pulsiert.

e) Anders als die Innervation beeinflussen Sinnesreize die Frequenz oder die Häufigkeitsverteilung der Intervalle der Zuckungen, was dafür spricht, daß sie am Schrittmacher selbst angreifen.

f) Zwischen Schrittmacher und motorischen Hirnnervenkernen muß ein plurineuronales System eingeschaltet sein, das die rhythmische Aktivität auf die verschiedenen motorischen Kerne verteilt. Für das Verteilersystem ist zu fordern, daß es bilateral projiziert, und daß es Verbindungen zum Augenmuskelapparat und ins Rückenmark hat. Dafür bietet sich die Formatio reticularis an, die sich durch den ganzen Hirnstamm erstreckt und über reticulobulbäre Fasern mit den motorischen Hirnnervenkernen, über die reticulospinale Bahn mit dem Interneuronapparat des Rückenmarks in Verbindung steht.

Die bei der Pat. I beobachtete systematische Phasenverschiebung zwischen perioraler Muskulatur, Gaumensegel und vor allem den Augen setzt voraus, daß die abnormen Impulse eine unterschiedliche Zahl von Neuronen im Verteilersystem durchschreiten. Wie physiologische und anatomische Untersuchungen an Katzen und Affen von WEINSTEIN und BENDER [123] und SZENTÁGOTHAI und RAJKOVITS [111, 112] zeigen, gibt es innerhalb der Formatio reticularis in verschiedenen Höhen des Hirnstamms topographisch getrennte Neuronenverbände, die jeweils an bestimmten Gruppen von motorischen Hirnnervenkernen ansetzen und diese zu gewissen Gemeinschaftsleistungen zusammenschließen. So sind z. B. die unteren Facialismuskeln mit dem Gaumensegel, das obere Facialisgebiet mit vertikal und rotatorisch wirkenden Augenmuskeln verbunden. Die prämotorischen Koordinationssysteme ermöglichen die Sonderregeln, denen Augen- und Gliedmaßenbewegungen innerhalb der Myorhythmie unterliegen. Durch ihre Einschaltung in das Verteilersystem käme der angedeutete Leistungscharakter des besonderen topographischen Musters zustande. Warum Kau- und Zungenmuskulatur sich so selten beteiligen, bleibt dennoch unverständlich; auch für sie gibt es prämotorische Neuronensysteme im Hirnstamm.

Die Tatsache der relativ hohen Resistenz der Myorhythmie gegenüber Schlaf, Narkose, Carotissinusdruck und Sinnesreizen schließt eine wesentliche Beteiligung der Hirnstammreticularis nicht aus. Das aufsteigende Aktivierungssystem, das auf diese

Einflüsse so empfindlich reagiert, bildet nur einen Teil der Formatio reticularis und hat mit den hier angesprochenen Strukturen nicht unmittelbar etwas zu tun.

g) Es scheint sich bei der Myorhythmie nicht um ein Enthemmungsphänomen im üblichen Sinn zu handeln. Dafür spricht wohl, daß die Myorhythmie in Schlaf und Narkose nicht aufhört [siehe 90]. Während das „territoriale Muster" der Myorhythmie die gemeinsame Beteiligung in bestimmten Leistungen zusammenarbeitender Muskeln wenigstens ahnen läßt, ist ihr „temporales Muster" ein äußerst undifferenziertes. Die Länge der Intervalle zwischen den rhythmischen Zuckungen folgt bei der Pat. I, bei der eine weitgehende Abschirmung von Sinnesreizen auch während der EMG-Ableitung möglich war, einer Normalverteilung, d. h., sie wird durch viele unabhängige Faktoren bestimmt. Diese Voraussetzung würde z. B. für Membranphänomene an ihrer Afferenzen weitgehend beraubten Neuronen gelten. Wahrscheinlich handelt es sich daher nicht um eine entwicklungsgeschichtlich angelegte, strukturell und organisatorisch vorgebildete Automatie, die in der herkömmlichen Weise durch Enthemmung erklärt werden könnte, sondern um das Ergebnis einer noch primitiveren autorhythmischen Tätigkeit, wie sie isolierten und eventuell unter abnormen Milieubedingungen lebenden Neuronen eigen ist.

Es bleibt die Frage offen, welche Strukturen zum Schrittmacher werden und was sie dazu veranlaßt. Es ist auch noch völlig unklar, ob die bulbäre Olive bei der Myorhythmie eine Rolle spielt und welche. Man kann nicht bestreiten, daß sie in allen darauf untersuchten Fällen anatomisch verändert und fast immer in einer besonderen Weise „umgebaut" [B 78] war. Der Fall III unserer Serie ist dafür ein neues Beispiel. Außerdem ist die Tatsache sehr auffallend, daß die Zuckungen, wenn einseitig, immer kontralateral zur veränderten Olive auftraten. Ferner braucht die hypertrophische Degeneration ebenso wie die Myorhythmie Zeit zu ihrer Entwicklung. Trotzdem läßt sich nicht ausschließen, daß beide zwar eine gemeinsame Wurzel, aber sonst nichts miteinander zu tun haben. Auf jeden Fall kann die Olivenhypertrophie nicht die einzige und ausreichende Voraussetzung für das Symptom sein. Es müssen noch andere Störungen morphologischer oder funktioneller Art hinzukommen, etwa solche, die zu einer abnormen „Durchlässigkeit" des Verteilersystems führen. Dies erklärt vielleicht die an Hand der vorliegenden Ätiologien und Lokalisationen sonst unverständliche Seltenheit der Myorhythmie.

Vereinzelt wurde umgekehrt die Olivenhypertrophie als eine Folge der Myorhythmie erwogen, im Sinne einer Arbeitshypertrophie [B 4] oder einer „assimilatorischen Wirksamkeit" abnormer Erregungen an den Olivenzellen [98]. Es gibt jedoch nicht wenige Fälle von hypertrophischer Olivendegeneration, die keine Hirnnervenmyorhythmie hatten, obwohl darauf geachtet worden war (siehe S. 39).

SCHEIBEL et al. [105, 106] halten es auf Grund der von ihnen nachgewiesenen weiten Überlappung dichter, polar angeordneter Dendritenbäume für wahrscheinlich, daß größere Gruppen von Olivenzellen synchron entladen können, was normalerweise durch eine „fraktionierende" Wirkung auf speziellen absteigenden Fasern eintreffender Erregungen verhindert werde. Dementsprechend fassen sie die bulbäre Olive nicht als reinen „Relaiskern", sondern eher als eine Art differenzierendes „Leistungsfilter" auf. Vielleicht hat dieses eigentümliche celluläre und afferente Muster etwas mit der auffallenden Morphologie der degenerativen Hypertrophie, vielleicht sogar auch mit der Hirnnervenmyorhythmie zu tun.

Wir kommen zuletzt auf die in der Einleitung gestellte Frage zurück, inwieweit die Hirnnervenmyorhythmie eine Sonderstellung im myoklonischen Syndrom einnimmt. Das vorgelegte Material und die daraus gezogenen Schlüsse zeigen, daß es

sich um eine gut abgegrenzte eigenständige Hyperkinese handelt, die sich in vielen
Punkten von den Myoklonien unterscheidet, obwohl die anatomischen Läsionen ähnlich lokalisiert sein können.

Zusammenfassung

Die Arbeit befaßt sich mit der Hirnnervenmyorhythmie, einem seltenen Syndrom
kontinuierlicher, rhythmischer, synchroner Muskelzuckungen des Gaumens, Rachens,
der inneren Larynxmuskeln, des unteren Facialisbereichs und gelegentlich noch anderer
Regionen, das bei Hirnstamm- und/oder Kleinhirnläsionen beobachtet wird.

Es werden vier Fälle von Hirnnervenmyorhythmie dargestellt. Der erste Patient
hatte ein Rubersyndrom nach Insult bei Lues cerebri, der zweite eine Syringobulbie,
Pat. III eine Encephalitis und der vierte eine passagere Gaumensegelmyorhythmie
unbekannter Ursache. Vom dritten Kranken liegen pathologisch-anatomische Daten
vor; er hatte eine einseitige hypertrophische Degeneration der unteren Olive. An
Hand des vierten Falles wird die Problematik der „funktionellen" Gaumensegelmyorhythmie besprochen.

Drei dieser Patienten konnten elektromyographisch (Hautelektroden) und mit
anderen Methoden der klinischen Neurophysiologie untersucht werden. Die elektromyographischen Äquivalente der Zuckungen bestehen in Einzelpotentialen oder
kurzen polyphasischen Gruppen wechselnder Amplitude. An einem gegebenen Ableitungsort ist das Innervationsmuster von Zuckung zu Zuckung ähnlich, d. h. es
beteiligen sich immer dieselben motorischen Einheiten. Bei einem Fall (Pat. I) war das
Myorhythmieterritorium sehr ausgedehnt und erlaubte dadurch die Feststellung einer
absoluten Koordination der Zuckungen in den abgeleiteten Gebieten (Gesicht, Gaumensegel und schnelle Phase eines Spontannystagmus). Eine geringe, in der Richtung
konstante Phasenverschiebung war dabei vorhanden. Die Zuckungsintervalle schwan-
ken innerhalb bestimmter Grenzen. Bei der Pat. I war die Durchschnittsfrequenz sehr
konstant und vom Licht unabhängig (Unterschied zur Durchschnittsfrequenz im
Dunkel statistisch nicht signifikant). Die Häufigkeitsverteilung der Intervalle folgte
im Dunkel und unter Abschirmung sonstiger Sinnesreize einer Normalverteilung,
während sie im Hellen eine Asymmetrie nach der Seite der kürzeren Intervalle
zeigte (statistische Signifikanz des Unterschieds der beiden Verteilungen nicht geprüft).
Über diesen allgemeinen Einfluß hinaus ergab sich kein Hinweis für eine etwaige
„reflektorische" Auslösung der Zuckungen. Beim Pat. II war die Durchschnittsfrequenz
nicht konstant, sondern von Sinnesreizen abhängig. Während Kopfrechnen oder Be-
lichtung war sie größer. Statistisch war die Streuungsbreite der Intervalle im Verhältnis zum Mittelwert fast doppelt so hoch wie bei der Pat. I. Die Häufigkeit der
Intervalle war auch im Dunkel nicht normal verteilt; eine völlige Abschirmung von
Sinnesreizen war wegen der Ableitung vom Gaumenbogen (als dem einzigen Sitz der
Myorhythmie in diesem Fall) nicht möglich. Willkürinnervation bahnt nur die Zuk-
kungen des innervierten Muskels, ohne die Frequenz zu beeinflussen. In einer stärkeren Innervation können die Potentiale verschwinden, ohne daß die Myorhythmie
nicht innervierter Muskeln eine Änderung ihrer Amplitude oder Frequenz erfährt.
Nach Ende einer Innervation gehen die rhythmischen Potentiale ohne Pause weiter, d. h.
der Rhythmus verhält sich autonom. Die synchronen Augendrucke unterliegen einer
nur für sie geltenden Hemmung durch Blickfixation und Bahnung durch Augenschluß.

Als Kontrastphänomene werden klinische und experimentelle Befunde bei acht weiteren Kranken mit Myoklonien, motorischen Automatismen und anderen Muskelzuckungen dargestellt. Es handelt sich um eine Residualepilepsie mit rhythmischen Zuckungen im Gesicht, Rachen und Kehlkopf, um einen Kranken mit myoklonischen petits maux, um eine Encephalitis mit generalisierten Myoklonien einschließlich der Augen, um ein traumatisches Cerebellärsyndrom mit Aktionsmyoklonien, um eine chronische Encephalitis mit arhythmischen Zuckungen, um eine traumatische Enthirnungsstarre mit Masseterautomatismen und um 2 Pat. mit idiopathischem hemifacialem Spasmus. Besonders interessant im Hinblick auf das Thema unserer Arbeit sind die Ergebnisse bei Pat. V, dessen schnelle rhythmische Zuckungen in Gesicht, Rachen und innerer Larynxmuskulatur zunächst an eine Hirnnervenmyorhythmie denken lassen. Die elektromyographische Ableitung zeigte jedoch, daß die Zuckungen im Gesicht und am Gaumensegel nicht untereinander synchron waren. Die statistische Analyse wies nur eine relative Koordination zwischen beiden nach. Diese und andere experimentelle Ergebnisse rückten das hier vorliegende myorhythmische Syndrom mehr dem Ruhetremor (Parkinsontremor) an die Seite.

Die Analyse von 296 Fällen von Hirnnervenmoyrhythmie aus der Literatur (einschließlich der vier eigenen) ergab Folgendes:

a) Ätiologisch stehen die Gefäßprozesse mit 46,5% der nachgewiesen organischen Fälle im Vordergrund, gefolgt von Tumoren (20,5%), Encephalitiden (8,5%) und Kopftraumen (6,5%). Nur bei einem Drittel der Tumoren ist die Myorhythmie *vor* einer Operation des Tumors aufgetreten. Die Lues macht 10% aller organischen Krankheitsursachen aus. Encephalitis epidemica, Multiple Sklerose, Systemkrankheiten und degenerative Erkrankungen spielen eine untergeordnete Rolle. Kongenital oder hereditär kommt das Syndrom nicht vor; nur in einem Fall waren Hinweise auf eine familiäre „Systemschwäche" vorhanden.

b) Die Patienten ordnen sich nach dem Manifestationsalter in drei Gruppen. Bei der Mehrzahl der Jugendlichen war über das Symptom hinaus keine organische Hirnschädigung nachzuweisen, die übrigen hatten Tumoren oder Encephalitiden. Die Gruppe des mittleren Lebensalters enthält vorwiegend Hirntraumen, Tumoren und Encephalitiden. Die dritte Gruppe wird fast ausschließlich von Gefäßprozessen gestellt.

c) Die Reihenfolge der Häufigkeit, in der sich bestimmte Muskeln an der Myorhythmie beteiligen, ist die folgende: Gaumen, Rachen, innere Larynxmuskeln, Facialis. Dann folgen mit deutlichem Abstand Augen, Zunge, Trigeminus, Mundboden, Zwerchfell, Extremitäten, spinaler Accessorius und Intercostales. Bei synchroner Beteiligung der Augen handelt es sich entweder um einen Nystagmus (schnelle Phase synchron mit den anderen Muskelzuckungen) oder um eine Bewegungsform, wie sie von der „Nystagmusmyoklonie" bekannt ist (zwei schnelle Phasen). Die Nystagmen sind dabei nicht selten rotatorisch, vertikal und dissoziiert. Im Fall der Extremitäten handelt es sich um einen mit den Zuckungen im Hirnnervenbereich synchronen Haltetremor. Nur bei einem Drittel der 25 Pat. mit Zwerchfellbeteiligung zeigte sich die Atmung schon bei der klinischen Untersuchung als myoklonisch-sakkadierend. In den übrigen Fällen waren die Zwerchfellbewegungen erst bei der Thoraxdurchleuchtung zu sehen.

d) Die Zuckungsfrequenzen liegen zwischen 20 und 340/min, die weitaus häufigsten zwischen 100 und 160/min.

e) Die klinische Symptomatik erlaubt bei 199 Kranken eine gröbere oder feinere Lokaldiagnose. Darunter sind rund 20% cerebelläre Syndrome, rund 27% solche des mittleren Hirnstamms. Demgegenüber werden nur 6% Herdläsionen im oberen Hirnstamm und nur 3,5% in der Medulla oblongata gezählt. Rund 39% erlauben eine allgemeine Hirnstamm- und/oder Kleinhirnlokalisation; davon sind fast die Hälfte Pseudobulbärparalysen. Bei 3,5% waren extrapyramidal-motorische Störungen vorhanden.

f) Von den 42 anatomisch-histologischen Fällen hatten 21 primäre Läsionen im Bereich des Nucleus dentatus, 18 im Hirnstamm zwischen Bindearmkreuzung und unterer Brücke, einer an beiden Orten. Mindestens 36 (einschließlich unserer Pat. III) hatten eine hypertrophische Degeneration der bulbären Olive(n). Anatomische Fälle, wo die Läsionen ausschließlich oberhalb der Bindearmkreuzung oder in der Medulla oblongata (z. B. retroolivär) lagen, finden sich bis jetzt nicht; allerdings war einmal eine anscheinend „primäre" hypertrophische Degeneration der Olive vorhanden. 19 histologisch untersuchte Fälle hatten die Myorhythmie streng einseitig, und zwar auf der Gegenseite der Olivenveränderung. Die Pathogenese der hypertrophischen Olivendegeneration (transneuronal oder primär ischämisch) wird kurz besprochen.

Die Analyse der Literaturfälle ergab folgende besondere und unterscheidende Eigenschaften der Hirnnervenmyorhythmie: Strenge Synchronisierung der Zuckungen in den verschiedenen Muskelgebieten; meist ununterbrochene Fortsetzung der Myorhythmie bis zum Tode auch dann, wenn andere neurologische Symptome mehr oder weniger remittieren (Fälle mit diskontinuierlicher Tätigkeit gehören überwiegend, wenn auch nicht ausschließlich, zur „funktionellen" Gruppe); eine meist konstante Durchschnittsfrequenz bei unregelmäßiger Dauer der Einzelintervalle. Die Zuckungen werden von Affekten, Sinnesreizen, der Atmung wenig oder nicht beeinflußt. Sie laufen häufig in Schlaf, Narkose und Koma unverändert weiter. Sie sind resistent gegenüber den verschiedensten Pharmaka (Untersuchungen über die Wirkung von Neuroleptica fehlen allerdings noch weitgehend). Die Zuckungen befallen auch Muskeln mit supranucleärer Lähmung oder verschwinden nicht, wenn sich später eine solche einstellt. Die Myorhythmie entsteht frühestens sieben Tage nach einer Läsion. Das EEG zeigt nie zugeordnete paroxysmale Phänomene.

Derzeit liegt das Hauptinteresse der Hirnnervenmyorhythmie in ihren pathophysiologischen Umständen. Die verschiedenen Deutungen werden kurz dargestellt. Aus den eigenen experimentellen Beobachtungen und den in der Literatur niedergelegten klinischen und experimentellen Daten ziehen wir folgende Schlüsse: Es handelt sich bei der Hirnnervenmyorhythmie nicht um einen reflektorischen Vorgang und nicht um eine bloße Koordinationsstörung. Vom Tremor unterscheidet sie sich durch ihre langsame Durchschnittsfrequenz und die absolute Koordination der beteiligten Muskeln sowie dadurch, daß sie sich im Schlaf meistens fortsetzt und daß sie nicht an intakte corticobulbäre Faserverbindungen gebunden ist. Auch eine Kopplung mit corticalen Vorgängen, wie bei manchen Myoklonieformen, ist nicht nachzuweisen. Die Hirnnervenmyorhythmie setzt einen autonomen, spontan tätigen Schrittmacher und ein plurineuronales Verteilersystem voraus, das entweder auf die motorischen Hirnnervenkerne selbst oder eher noch auf ihre „prämotorischen Apparate" (SZENT-

ÁGOTHAI) projiziert. Zwar hält der Kreis der beteiligten Muskeln sich nicht an die phylogenetische Einheit der Kiemenbogennerven. Dementsprechend bleiben die mehrfach versuchten funktionalen Deutungen prekär und der Vergleich mit Enthemmungsphänomenen im herkömmlichen Sinne nutzlos. Dennoch läßt das Muskelterritorium gewisse Leistungsbezüge durchschimmern. Demgegenüber ist das „Zeitmuster" der Zuckungen mit der Zufallsverteilung ihrer Intervalle aber ein ganz undifferenziertes und deutet damit auf einen elementaren, eventuell membrangebundenen, autorhythmischen Vorgang an den Schrittmacherneuronen. Die Hirnnervenmyorhythmie unterscheidet sich damit in vielen wichtigen Punkten von den verschiedenen Gruppen des myoklonischen Syndroms.

Résumé*

Le travail exposé ci-dessus concerne un syndrome myoclonique permanent, synchrone et rythmé, dans le territoire de certains nerfs crâniens, intéressant les muscles striés du palais («nystagmus du voile»), du pharynx, du larynx, de la partie inférieure de la face, et parfois encore d'autres régions. Le syndrome est rare. On l'observe dans des lésions du tronc cérébral et du cervelet.

Nous avons présenté quatre observations de ce syndrome myorythmique bulboprotubérantiel. La première malade était atteinte d'une lésion de la région du noyau rouge, le deuxième avait une syringobulbie, la troisième une encéphalite et la quatrième une myorythmie intermittente du voile du palais (sans autres signes neurologiques), dont l'origine restait inconnue. Nous présentons également le résultat de l'examen anatomo-pathologique de la troisième malade; il montrait en particulier une dégénérescence hypertrophique unilatérale de l'olive bulbaire. A l'occasion du quatrième cas le problème de l'origine fonctionnelle non organique de la myorythmie du voile est discuté.

Nous avons pu chez trois de ces malades, pratiquer un examen électromyographique (de surface) et d'autres méthodes de la neurophysiologie clinique. Les équivalents E.M.G. des secousses musculaires se présentent comme des potentiels bi- ou triphasiques simples ou des groupements polyphasiques brefs d'amplitudes fluctuantes. Pour un placement donné des électrodes les patterns d'innervation sont très semblables d'une secousse à l'autre, c'est-à-dire que ce sont toujours les mêmes unités motrices qui participent à une secousse déterminée. Dans l'un des cas (malade I) le territoire des myorythmies était très étendu ce qui a permis d'établir l'existence d'une synchronisation des potentiels dans les diverses régions d'enregistrement (face, voile du palais, phase rapide du nystagmus spontané). On notait alors dans ce cas un petit déphasage toujours dans le même sens. Les intervalles des secousses variaient dans certaines limites. Chez la première malade, la fréquence moyenne par minute était constante et indépendante de la lumière (aucune différence significative entre les moyennes à la lumière et à l'obscurité). La distribution des fréquences des intervalles à l'obscurité et sans autres stimulations sensorielles était normale, par contre, à la lumière on observait une légère asymétrie avec prépondérance des intervalles courts (non testée statistiquement). En dehors de cette influence générale et légère il n'y avait pas d'indication d'une éventuelle origine «réflexe» des secousses myorythmiques. Chez le

---

* Herrn Professor J. PAILLARD und Herrn M. BONNET (beide Marseille) danke ich für ihre wertvolle Hilfe bei der Übersetzung.

deuxième malade la fréquence moyenne par minute, n'était pas constante; elle dépendait des stimulations sensorielles et de l'attention. Elle était plus grande pendant le calcul mental ou à la lumière. Le «coefficient de variation» des intervalles $\left(\frac{\sigma \times 100}{m}\right)$ était presque le double de celui de la première malade. La distribution des fréquences des intervalles n'était pas normale, même à l'obscurité. Toutefois, une exclusion totale des stimulations sensorielles était rendue impossible du fait de la présence de la dérivation E.M.G. sur le pilier postérieur du voile (seul siège de la myorythmie dans ce cas). La contraction volontaire d'un muscle atteint de secousses accroît l'amplitude des potentiels sans altérer leur fréquence. Dans une contraction plus forte les potentiels rythmiques peuvent disparaître sans que la myorythmie des autres muscles révèle aucun changement soit de l'amplitude soit de la fréquence. A la fin d'une contraction les potentiels rythmiques continuent sans pause, le rythme semble autonome. Seuls les mouvements des globes oculaires suivent des règles spéciales; d'une part ils sont inhibés pendant la fixation, d'autre part ils sont facilités par la fermeture des yeux.

En comparaison, nous avons décrit les données cliniques et expérimentales d'un groupe de huit malades qui étaient atteints de myoclonies, d'automatismes et d'autres secousses musculaires qui ne font pas partie du syndrome étudié. Il s'agit: d'une épilepsie résiduelle avec secousses permanentes rythmées de la face, du pharynx et du larynx, d'une malade avec petit mal myoclonique, d'une encéphalite aiguë avec myoclonies généralisées y compris des yeux, d'un syndrome cérébelleux d'origine traumatique avec myoclonies dites d'action, d'une encéphalite chronique avec secousses non rythmées et parfois lentes, d'un syndrome mésencéphalique d'origine traumatique avec rigidité de décérébration et automatismes rythmiques des masséters, et de deux malades avec hémispasmes faciaux. Les résultats de l'analyse expérimentale du cinquième malade présentent un intérêt particulier. Les secousses permanentes et discrètes qui affectaient la face, le pharynx et le larynx faisaient d'abord penser à la myorythmie vélo-laryngo-faciale vraie. Cependant, l'examen E.M.G. montra que les secousses de la face et du voile du palais, quoique d'une fréquence moyenne identique, n'étaient pas synchrones. L'analyse statistique des relations de temps entre les secousses des deux régions ne révélait qu'une coordination relative. Ce résultat associé à d'autres évidences expérimentales et cliniques incitait à placer ce syndrome myorythmique dans le cadre du tremblement parkinsonien (tremblement de repos).

De l'analyse de 296 cas de myorythmie synchrone bulbo-protubérantielle mentionnés dans la littérature (y compris les quatre cas présentés ci-dessus), on peut tirer les conclusions suivantes:

a) Les étiologies les plus fréquentes des cas dont l'origine organique est bien prouvée sont les maladies vasculaires du cerveau avec 46,5%, suivies des tumeurs cérébrales (20,5%), des encéphalites (8,5%) et des traumatismes crâniens (6,5%). Dans un tiers seulement des cas de tumeurs le syndrome est apparu avant l'opération du néoplasme. 10% des cas organiques sont d'origine syphilitique. Encéphalite épidémique, sclérose en plaques, affections systématiques et dégénératives ne jouent qu'un rôle subordonné. Aucun cas congénital ou héréditaire n'est rapporté; dans un seul cas on a quelques indications sur une prédisposition familiale.

b) Selon l'âge les malades forment trois groupes. Chez la plupart des adolescents il n'y avait pas de signes neurologiques au-delà du syndrome même, les autres avaient des tumeurs ou des encéphalites. Dans le groupe d'âge moyen prédominent les traumatismes crâniens, les tumeurs et les encéphalites. Le troisième groupe se compose presque seulement de maladies vasculaires.

c) L'ordre de fréquence, dans lequel les divers groupes musculaires sont atteints, est le suivant: palais, pharynx, larynx, face; à une fréquence bien moindre, les yeux, la langue, les muscles trigéminaux, le plancher de la bouche, le diaphragme, les extrémités, les muscles innervés par le nerf spinal, et les muscles intercostaux. Pour les yeux, les mouvements anormaux se révèlent soit par un nystagmus (phase rapide synchrone des secousses des autres muscles), soit par de mouvements oscillatoires dont les deux phases sont sensiblement égales comme dans la nystagmus-myoclonie. Il n'est pas rare que les mouvements oculaires soient dans le sens rotatoire, vertical, ou soient dissociés. Pour les extrémités il s'agit d'un tremblement statique synchrone des secousses dans les régions des nerfs crâniens. Pour 25 cas avec participation du diaphragme, 8 seulement montraient une respiration saccadée à l'examen clinique; pour les autres, seul l'examen radioscopique révélait les secousses diaphragmatiques.

d) La fréquence des secousses se situe entre 20 et 340 par minute, et pour la grande majorité d'entre-elles entre 100 et 160 par minute.

e) La séméiologie clinique qui accompagne la myorythmie permet chez 199 malades un diagnostic plus ou moins net du siège des lésions. On y trouve environ 20% de syndromes cérébelleux et environ 27% du tronc cérébral moyen. D'autre part on ne compte que 6% de lésions en foyer du tronc cérébral supérieur et 3,5% du bulbe. Environ 39% permettent une localisation générale dans le tronc cérébral, dans le cervelet, ou dans les deux, dont presque la moitié sont des paralysies pseudo-bulbaires. Chez 3,5% des malades il y a des signes extrapyramidaux.

f) Du point de vue anatomique nous avons trouvé dans la littérature 42 cas comportant des examens histologiques assez complets, dont 21 avec lésions primaires dans la région du noyau dentelé, 18 dans le tronc cérébral entre la décussation des pédoncules cérébelleux supérieurs et la partie inférieure de la protubérance, et un cas de lésions aux deux endroits. 36 d'entre-eux (y compris la troisième malade mentionnée ci-dessus) avaient une dégénérescence hypertrophique d'une ou des deux olives bulbaires. Jusqu'à maintenant il n'y a aucun cas avec lésion délimitée au-dessus de la décussation des pédoncules cérébelleux supérieurs ou dans le bulbe (soit par exemple dans la région rétroolivaire); cependant, il existe un cas avec une dégénérescence hypertrophique olivaire apparemment «primaire». La myorythmie était strictement unilatérale chez 19 des cas histologiques, tous du côté contro-latéral à celui des altérations olivaires. La pathogénèse de la dégénérescence hypertrophique de l'olive bulbaire (transneuronale ou ischémique) est discutée.

L'analyse des cas de la littérature révèle un certain nombre de propriétés spécifiques de la myorythmie considérée: leur synchronisation stricte des secousses dans les régions diverses de la musculature; leur permanence le plus souvent sans aucune interruption jusqu'à la mort, même lorsque les autres signes neurologiques s'atténuent ou disparaissent (la plupart des cas avec myorythmie discontinue appartiennent au groupe «fonctionnel»); leur fréquence moyenne généralement constante malgré la durée variable des intervalles individuels. Le syndrome n'est pas ou peu influencé par les émotions, les stimulations sensorielles, et la respiration. Les secousses continuent souvent pendant le sommeil, dans la narcose, et dans le coma sans aucune altération.

Elles résistent aux drogues les plus diverses; cependant, l'effect des agents neuroleptiques n'a pas encore suffisamment été étudié. Les secousses peuvent également toucher les muscles atteints de paralysie supranucléaire, ou, elles ne disparaissent pas, quand une telle paralysie s'installe postérieurement. La myorythmie arrive, au plus tôt, sept jours après l'apparition d'une lésion organique. Dans l'EEG, on ne trouve jamais de signes paroxystiques associés.

L'intérêt actuel d'une étude de la myorythmie synchrone bulbo-protubérantielle réside essentiellement dans sa pathophysiologie: nous avons présenté les diverses interprétations données dans la littérature. De nos observations expérimentales et des données cliniques et expérimentales de la littérature nous pouvons tirer les conclusions suivantes: la myorythmie en question n'est pas d'origine réflexe et elle ne peut pas être considérée comme un simple trouble de la coordination. Elle se distingue du tremblement parkinsonien par sa fréquence basse et la synchronisation des muscles intéressés, par le fait qu'elle persiste pendant le sommeil et qu'elle ne dépend pas de l'intégrité des voies cortico-bulbaires. On ne peut pas démontrer non plus, qu'elle est liée à des phénomènes corticaux, comme certaines formes de myoclonies. La myorythmie suppose un «pacemaker» autonome, spontanément actif, et un système distributeur plurineuronal en projection soit sur les noyaux moteurs mêmes, soit plutôt sur leurs «appareils prémoteurs» (SZENTÁGOTHAI). En effet, le territoire des muscles intéressés ne se borne pas à l'unité phylogénétique des nerfs branchiaux. Les tentatives multiples d'interprétation fonctionnelle restent donc précaires, et la comparaison avec les phénomènes de désinhibition dans le sens traditionnel de ce terme semble peu profitable. Toutefois, la considération du territoire musculaire intéressé laisse entrevoir certaines communautés d'origine fonctionnelle. Par contre, le «pattern temporal» des secousses, avec la distribution normale de la durée des intervalles, n'est pas structuré et exprime l'activité élémentaire autorythmique d'un pacemaker neuronique. Sur de nombreux points importants la myorythmie synchrone bulbo-protubérantielle doit donc être distinguée des différents groups qui composent le syndrome myoclonique.

Literatur *

A. Allgemeine Literatur

[1] ADAMS, A., und H. HUBACH: Orale Automatie als Symptom mesodiencephaler motorischer Desintegration. Nervenarzt 31, 302—306 (1960).
28, 29

[2] AIGNER, B. R., and D. W. MULDER: Myoclonus. Clinical significance and an approach to classification. Arch. Neurol. (Chicago) 2, 600—615 (1960).
2

[3] ALAJOUANINE, Th., et R. THUREL: Clonies oscillatoires rythmiques localisées à un seul globe oculaire, associées à un syndrome cérébelleux congénital d'étiologie obstétricale. Rev. neurol. 1932 II, 684—687.
32

[4] ASCHER, P., D. JASSIK-GERSCHENFELD, et P. BUSER: Participation des aires corticales sensorielles à l'élaboration de réponses motrices extrapyramidales. Electroenceph. clin. Neurophysiol. 15, 246—264 (1963).
3

---

* Die kursiven Ziffern am Ende der Literaturzitate beziehen sich auf die Seitenzahlen des vorliegenden Werkes, auf denen auf die Literaturstellen verwiesen wird.

[5] AUTH, T. L., and F. M. FORSTER in FORSTER, F. M.: Modern therapy in neurology. St. Louis: C. V. Mosby Co. 1957. Seite 595.
43

[6] BAGCHI, B. K.: Variable relationships and latencies in cerebral and electromyographic discharges in myoclonic epilepsy. Electroenceph. clin. Neurophysiol. 8, 344 (1956).
3

[7] BAGINSKI, A.: Über Nystagmus der Stimmbänder mit Demonstration. Berl. klin. Wschr. 28, 1175—1177 (1891).
32

[8] BEBIN, J.: The central tegmental bundle. An anatomical and experimental study in the monkey. J. comp. Neurol. 105, 287—332 (1956).
45

[9] BENDER, M. B.: Diskussionsbemerkung. Trans. Amer. neurol. Ass. 78, 206 (1953).
45

[10] —, and TENG: Preliminary investigations. Ref. in M. NATHANSON: Arch. Neurol. Psychiat. (Chicago) 75, 285—296 (1956). Seite 295.
45

[11] BENEDEK, L., et E. DE THURZO: Sur le blépharonystagmus. Rev. neurol. 1930 II, 327—334.
32

[12] BENNINGHOFF, A., und K. GOERTTLER: Lehrbuch der Anatomie des Menschen. Dritter Band. München, Berlin, Wien: Urban und Schwarzenberg 1957.
36

[13] BIEMOND, A.: Thrombosis of the basilar artery and the vascularization of the brainstem. Brain 74, 300—317 (1951).
39

[14] BIONDI, G.: Die Ganglienzellveränderung bei der Pseudohypertrophie der unteren Olive. Arch. Psychiat. Nervenkr. 102, 670—681 (1934).
39

[15] BLAZEJEWSKI, Z., A. PRUSINSKI, et J. SZULC: Des myorythmies du visage. Description de deux cas. (polnisch) Neurol. Neurochir. Psychiat. pol. 11, 335—339 (1961). Ref.: Zbl. ges. Neurol. Psychiat. 164, 215 (1961/62). Excerpta med. (Amst.), Sect. VIII, 15 II, 1379 (1962).
32

[16] BOGAERT, L. VAN: Syndrome de la calotte protubérantielle avec myoclonie localisée et troubles du sommeil. Rev. neurol. 1926 I, 977—988.
32, 43

[17] —, et I. BERTRAND: Sur une forme hyperspasmodique de l'atrophie cérébelleuse tardive. Rev. neurol. 1932 II, 55—65.
39

[18] —, J. RADERMECKER, et J. TITECA: Les syndromes myocloniques. Folia psychiat. neerl. 53, 650—690 (1950).
2, 3, 44

[19] —, R. LAFON, P. PAGES, et R. LABAUGE: Sur une encéphalite subaigue non classable, principalement caractérisée par des myorythmies oculo-facio-cervicales. Rev. neurol. 109, 443—453 (1963).
33

[20] BROOKHART, J. M., and A. ZANCHETTI: The relation between electrocortical waves and responsiveness of the cortico-spinal system. Electroenceph. clin. Neurophysiol. 8, 427—444 (1956).
4

[21] CARELS, G.: Étude physiopathologique d'un syndrome myoclonique chez deux enfants atteints d'une forme infantile tardive de l'idiotie amaurotique. Essai de corrélation anatomo-physiopathologique. Acta neurol. belg. 60, 435—464 (1960). Ref.: Zbl. ges. Neurol. Psychiat. 160, 23 (1961).
3

[22] CARELS, G.: Les paroxysmes électroencéphalographiques périodiques. Leur signification et caractères dans la leucoencéphalite sclérosante subaigue et dans certains syndromes myocloniques d'évolution subaigue ou chronique. World Neurol. 1, 524—534 (1960).
3, 4

[23] CHAVANY, J.-A., F. THIÉBAUT, et S. DAUM: Clonie localisée à l'oeil gauche au cours d'une névraxite à type de sclérose en plaques. Rev. neurol. 78, 123—125 (1946).
32

[24] CHRISTOPHE, J., B. POMMÉ, et L. MARIETTE: Troubles du rythme respiratoire avec clonies rythmiques et synchrones des cordes vocales et du diaphragme. Origine encéphalitique probable. Rev. neurol. 82, 122—125 (1950).
33

[25] CRITCHLEY, M., und P. SCHUSTER: Beiträge zur Anatomie und Pathologie der A. cerebelli superior. Z. ges. Neurol. Psychiat. 144, 681—741 (1933).
39

[26] CROSBY, E. C., T. HUMPHREY, and E. W. LAUER: Correlative anatomy of the nervous system. New York: Macmillan 1962.
35, 39

[27] CRUCHET, R.: Les formes myoclonique et myorythmique de l'encéphalite épidémique. Bull. Soc. méd. Hôp. Paris 44 II, 1382—1386 (1920).
33

[28] DANIÉLOPOULO, D., et A. RADOVICI: Le mécanisme des mouvements involontaires (contractions myocloniques). Rev. neurol. 1934 I, 671—677.
33

[29] DAVIDENKOV, S.: Intermittierende Myoklonie der Zunge. (russisch) Sovet Psichonevr. 14, 3—10 (1938). Ref.: Zbl. ges. Neurol. Psychiat. 93, 699—700 (1939).
32

[30] DAVISON, CH.: Syndrome of the anterior spinal artery of the medulla oblongata. Arch. Neurol. Psychiat. (Chicago) 37, 91—107 (1937).
38, 40

[31] —, S. P. GOODHART, and N. SAVITSKY: The syndrome of the superior cerebellar artery and its branches. Arch. Neurol. Psychiat. (Chicago) 33, 1143—1174 (1935).
39

[32] DAWSON, G. D.: The relation between the electroencephalogram and muscle action potentials in certain convulsive states. J. Neurol. Neurosurg. Psychiat. 9, 5—22 (1946).
3

[33] — Investigations on a patient subject to myoclonic seizures after sensory stimulation. J. Neurol. Neurosurg. Psychiat. 10, 141—162 (1947).
3, 26

[34] DELMAS-MARSALET, P., et L. VAN BOGAERT: Sur un cas de myoclonies rythmiques continues détérminées par une intervention chirurgicale sur le tronc cérébral. Rev. neurol. 64, 728—740 (1935).
32

[35] DENNY-BROWN, D.: The basal ganglia and their relation to disorders of movement. Oxford University Press 1962.
28

[36] DÖRING, G.: Myoklonussyndrom bei amyotrophischer Lateralsklerose. Dtsch. Z. Nervenheilk. 147, 26—35 (1938).
33

[37] DOW, R. S., and G. MORUZZI: The physiology and pathology of the cerebellum. Minneapolis: The University of Minnesota Press 1958.
1

[38] EBSKOV, CH.: Ein Fall von entotischen Lauten. Z. Laryng. Rhinol. 25, 45—47 (1934).
32

[39] Esslen, E.: Der Spasmus facialis — eine Parabioseerscheinung. Elektrophysiologische Untersuchungen zum Entstehungsmechanismus des Facialisspasmus. Dtsch. Z. Nervenheilk. 176, 149—172 (1957).
31

[40] — Electromyographic findings on two types of misdirection of regenerating axons. Electroenceph. clin. Neurophysiol. 12, 738—741 (1960).
32

[41] Fisher, C. M., W. E. Karnes, and C. S. Kubik: Lateral medullary infarction — the pattern of vascular occlusion. J. Neuropath. exp. Neurol. 20, 323—379 (1961).
38, 40

[42] Foix, Ch., et P. Hillemand: Spasme myoclonique rythmique glossopéribuccal. Rev. neurol. 1924 II, 102—104.
33

[43] Foley, J. M., and D. Denny-Brown: Subacute progressive encephalopathy with bulbar myoclonus. Abstr. IInd Internat. Congress Neuropathol., London, 1955. Excerpta med. (Amst.), Sect. VIII, 8, 782—784 (1955).
28

[44] Freeman, W., and D. Jaffe: Occlusion of the superior cerebellar artery. Report of a case with necropsy. Arch. Neurol. Psychiat. (Chicago) 46, 115—126 (1941).
39

[45] Frenkel, H.: Ein Fall von Myorhythmien nach Verschüttung. Nervenarzt 27, 509—512 (1956).
32

[46] Ganglberger, J. A.: Charakteristika und Bedeutung der „spontanen" Photo-Myoklonus-Respons (PMR). Wien. Z. Nervenheilk. 16, 212—242 (1959).
3

[47] Garcin, R., J. Lapresle, et M. Fardeau: Myoclonies squelettiques rythmées sans nystagmus du voile. Étude anatomo-clinique avec présentation d'un film cinématographique. Rev. neurol. 109, 105—114 (1963).
32, 33

[48] Gastaut, H.: Étude clinique et expérimentale des myoclonies provoquées par les stimulations sensorielles. Méd. et Hyg. (Genève) 9, 370 (1951).
3

[49] —, and M. Fischer-Williams: The physiopathology of epileptic seizures. Handbook of Physiology. Neurophysiology Vol. I, 329—363. Baltimore: Waverly Press 1959.
3, 4

[50] —, et A. Rémond: Étude électroencéphalographique des myoclonies. Rev. neurol. 86, 596—609 (1952).
3, 43

[51] Gehuchten, P. van: Un cas de paralysie latérale du regard par lésion protubérantielle. Contribution à l'étude des voies oculogyres. Rev. Oto-neuro-ophtal. 8, 700—712 (1930).
39

[52] Goodhart, S. P., and Ch. Davidson: Syndrome of the posterior inferior and anterior inferior cerebellar arteries and their branches. Arch. Neurol. Psychiat. (Chicago) 35, 501—524 (1936).
38, 40

[53] Gozzano, M., and R. Vizioli: Physiopathology of myoclonus. Int. J. Neurol. 1, 34—44 (1959).
2, 3

[54] Guillain, G.: The syndrome of synchronous and rhythmic palato-pharyngo-laryngo-oculo-diaphragmatic myoclonus. Proc. roy. Soc. Med. 31, 1031—1038 (1938).
1, 36, 41, 43

[55] —, et P. Mollaret: Le syndrome myoclonique syndrone et rythmé vélo-pharyngo-laryngo-oculo-diaphragmatique. Presse méd. 1935 I, 57—60.
1, 36, 41, 43

[56] Guillain, G., I. Bertrand, et J. Decourt: Atrophie cérébelleuse progressive d'origine
     syphilitique. Étude anatomique. Rev. neurol. 1929 I, 1212—1218.
     39

[57] — —, et J. Lereboullet: Myoclonies arythmiques unilatérales des membres par lésion
     du noyau dentelé du cervelet. Rev. neurol. 1934 II, 73—78.
     32

[58] — —, et R. Thurel: Étude anatomo-clinique d'un cas d'atrophie olivo-ponto-céré-
     belleuse avec symptômes pseudo-bulbaires. Rev. neurol. 1933 II, 138—154.
     39

[59] —, Th. Alajouanine, I. Bertrand, et R. Garcin: Étude antomo-clinique d'un ramol-
     lissement cérébelleux frappant électivement les pédoncules moyen et inférieur d'un
     côté. Du rôle des artérites aigues dans certains ramollissements des athéromateux.
     Rev. neurol. 1929 I, 1263—1272.
     38, 40

[60] Haguenau, J., J. Christophe, A. Rémond, et J. Pecker: Épilepsie myoclonique pro-
     gressive généralisée. Étude clinique et bioélectrique. Rev. neurol. 82, 116—122
     (1950).
     3

[61] Harriman, D. G. F., and J. H. D. Millar: Progressive familial myoclonic epilepsy in
     three families: Its clinical features and pathological basis. With an appendix on the
     genetic aspects by A. C. Stevenson, Brain 78, 325—349 (1955).
     3

[62] Hassler, R.: Extrapyramidal-motorische Syndrome und Erkrankungen. Handbuch der
     Inneren Medizin, V. Band, Neurologie III. S. 676—904. Berlin-Göttingen-Heidel-
     berg: Springer 1953.
     1, 2, 3

[63] —, T. Riechert, F. Mundinger, W. Umbach, and J. A. Ganglberger: Physiological
     observations in stereotaxic operations in extrapyramidal motor disturbances.
     Brain 83, 337—350 (1960).
     4

[64] Hécaen, H., et J.-F. Dereux: Le syndrome de Kojevnikoff. Épilepsie partielle
     continue. Sem. Hôp. Paris 32 I, 545—553 (1956).
     3

[65] Henner, K.: Nystagmus der Ohrmuschel. (tschechisch) Čas. Lék. čes. 66, 498—507
     (1927). Ref.: Zbl. ges. Neurol. Psychiat. 47, 286 (1927).
     32

[66] Hirsch, E.: Über bulbo-spinale und cerebellare Anfälle. Mschr. Psychiat. Neurol. 62,
     76—133 (1927).
     43, 44

[67] Hugelin, A., et M. Bonvallet: Controle télencéphalique de l'excitabilité des moto-
     neurones alpha lors de l'excitation réticulaire en l'absence d'anesthésie. J. Physiol.
     (Paris) 49, 212—214 (1957).
     3

[68] Isch, F.: Electromyographie. Paris: Editions Doin 1963.
     1

[69] Jakob, H.: Zur Analyse konsekutiver Olivenschäden bei vasculär bedingten Kleinhirn-
     defekten. Arch. Psychiat. Nervenkr. 193, 583—600 (1955).
     39, 40

[70] Jonesco-Sisesti, N., et Th. Hornet: Le problème du nystagmus vélo-palato-oculaire.
     Les dégénerescences hypertrophiques systematisées du complexe olivaire bulbaire
     consécutives aux lésions du noyau dentelé du cervelet. À propos d'un cas anatomo-
     clinique de tubercule du cervelet avec dégénérescence hypertrophique hétéro-
     latérale de la lame ventrale de l'olive principale bulbaire. Rev. Oto-neuro-ophtal.
     17, 481—499 (1939).
     39, 40

[71] JUNG, R.: Physiologische Untersuchungen über den Parkinsontremor und andere Zitterformen beim Menschen. Z. ges. Neurol. Psychiat. **173**, 263—332 (1941).
16, 17, 32, 40, 44

[72] — Hirnelektrische Untersuchungen über den Elektrokrampf: Die Erregungsabläufe in
corticalen und subcorticalen Hirnregionen bei Katze und Hund. Arch. Psychiat.
Nervenkr. **183**, 206—244 (1949).
3

[73] KAFKA, M. M.: Tinnitus aurium: Etiology, differential diagnosis, treatment and review
of twenty-five cases. Laryngoscope (St. Louis) **44**, 515 (1934) Ref. nach V. R.
ALFARO: Arch. Otolaryng. (Chicago) **51**, 65—72 (1950).
32

[74] KIRCHHOF, J. K. J.: Das myorhythmische Syndrom und seine Beziehungen zur Athetose.
Nervenarzt **19**, 153—162 (1948).
33

[75] KREBS, E.: Des mouvements involontaires de l'encéphalite épidémique et de leurs
caractères intrinsèques. Rev. neurol. **1924 II**, 222—234.
33

[76] — Les myoclonies (Étude séméiologique). Rev. neurol. **86**, 549—566 (1952). Literaturverzeichnis hierzu: loc. cit. pp. 641—650.
2

[77] KREINDLER, A., E. CRIGHEL, and I. POILICI: Clinical and electroencephalographic
investigations in myoclonic cerebellar dyssynergia. J. Neurol. Neurosurg. Psychiat.
22, 232—237 (1959).
3

[78] KUGELBERG, E.: "Injury activity" and "trigger zones" in human nerves. Brain **69**, 310
—324 (1946).
31, 32

[79] — Facial reflexes. Brain **75**, 385—396 (1952).
31

[80] —, and L. WIDÉN: Epilepsia partialis continua. Electroenceph. clin. Neurophysiol. **6**,
503—506 (1954).
3

[81] LAFORA, G. R.: Myoclonus. Physiological and pathological considerations. IInd Internat.
Congress Neuropathol., London, 1955. Excerpta med. (Amst.), Internat. Congr.
Series, S. 9—21.
1, 2

[82] LANCE, J. W., and R. D. ADAMS: The syndrome of intention or action myoclonus as a
sequel to hypoxic encephalopathy. Brain **86**, 111—136 (1963).
4, 26

[83] LHERMITTE, J., et J.-O. TRELLES: L'hypertrophie des olives bulbaires. Encéphale **28**,
588—600 (1933).
39

[84] —, J. HAGUENAU, et J.-O. TRELLES: Syndrome protubérantiel avec hémialgie et iso-
thermognoscie. Lésion en foyer de la calotte. Rev. neurol. **63**, 229—237 (1935).
39

[85] LOOMIS, A. L., E. N. HARVEY, and G. A. HOBART III: Distribution of disturbance-
patterns in the human electro-encephalogram, with special reference to sleep. J.
Neurophysiol. **1**, 413—430 (1938).
18

[86] LORENTZ DE HAAS, A. M., C. LOMBROSO, and J. K. MERLIS: Participation of the cortex
in experimental reflex myoclonus. Electroenceph. clin. Neurophysiol. **5**, 177—186
(1953).
3

[87] LOUIS-BAR, D.: Sur le syndrome vasculaire de l'hémibulbe (Wallenberg). Mschr.
Psychiat. Neurol. **112**, 53—107 und 301—347 (1946).
38, 40

[88] LUHAN, J. A., and S. L. POLLACK: Occlusion of the superior cerebellar artery. Neurology (Minneap.) 3, 77—89 (1953).
39

[89] LUTTRELL, CH. N., and F. B. BANG: Pathophysiology of rhythmic myoclonus in cats subject to acute transections of central nervous system. Trans. Amer. neurol. Ass. 82, 86—89 (1957).
4

[90] MARTIN, J. P.: The "discharging lesion" in neurology. Brain 68, 167—187 (1945).
47

[91] MESSIMY, R., H. BERDET, B. PERTUISET, et M. DAVID: Myorythmies assoviées à un syndrome cérébelleux, paraissant consécutives à une lésion des noyaux du cervelet dans deux cas, à une lésion du pédoncule cérébelleux supérieur dans un troisième cas. Rev. neurol. 109, 513—528 (1963).
32, 33

[92] MORIN, P.: Myoclonies (myorythmies) des ailes du nez. Rev. neurol. 71, 595—602 (1939).
32

[93] MORSIER, G. DE: Parkinsonisme consécutif à une lésion traumatique du noyau rouge et du locus niger. La dégénérescence du faisceau central de la calotte (f. c. c.). Psychiat. et Neurol. (Basel) 139, 60—84 (1960).
39

[94] — Lupus erythémateux disséminé avec lésions encéphalo-médullaires et troubles mentaux. Atrophie granulaire de l'écorce et hypertrophie de l'olive bulbaire. World Neurol. 3, 629—658 (1962).
39

[95] NEHLIL, J., et S. METRAL: Clonies oculaires et tremblement d'action statique d'un membre supérieur. Rev. neurol. 105, 498—499 (1961).
33

[96] NILSEN: Ein Fall von halbseitiger tonischer Gesichtscontractur und Larynxclonus bei einem Hysterischen. (russisch) Wratsch 32 (1898). Ref.: Jber. Leist. Neurol. 2, 866 (1898).
32

[97] POECK, K., und H. HUBACH: Rhythmische orale Automatismen bei Dezerebrationszuständen. Dtsch. Z. Nervenheilk. 185, 37—52 (1963).
28, 29

[98] PÖTZL, O.: Ref. nach K. WEINGARTEN [121, S. 100] und Wien. Z. Nervenheilk. 4, 40—55 (1952).
47

[99] POLÁK, O., and J. BROŽ: Progressive myoclonus epilepsy of Unverricht-Lundborg. A clinical and electroencephalographic study of two sisters. (tschechisch) Csl. Neurol. 23, 311—319 (1960). Ref.: Zbl. ges. Neurol. Psychiat. 161, 223 (1961).
3

[100] PŘECECHTĚL, A.: Hypoplasia of the cerebellum and of the inferior olivary system in myoclonus. Psychiat. neurol. Bl. (Amst.) 1927, 147—174. Ref.: Zbl. ges. Neurol. Psychiat. 48, 235 (1928).
33

[101] RADEMAKER, G. G. J.: Considérations sur la physiopathologie des myoclonies et d'autres phénomènes dites d'excitation. Folia psychiat. neerl. 53, 691—697 (1950).
2

[102] RADERMECKER, J.: Systématique et Électroencéphalographie des Encéphalites et Encéphalopathies. Electroenceph. clin. Neurophysiol., Suppl. No. 5 (1956).
3

[103] ROGER, A., et F. POIRIER: Les Encéphalopathies Myocloniques Infantiles avec Hypsarythmie (E.M.I.H.). Rapport précirculé pour la 9e Réunion Europ. d'Information Électroencéphalographique, Octobre 1960.
3

[*104*] Rushworth, G.: Observations on blink reflexes. J. Neurol. Neurosurg. Psychiat. **25**, 93—108 (1962).
20

[*105*] Scheibel, M. E., and A. B. Scheibel: The inferior olive. A Golgi study. J. comp. Neurol. **102**, 77—132 (1955).
47

[*106*] — —, F. Walberg, and A. Brodal: Areal distribution of axonal and dendritic patterns in inferior olive. J. comp. Neurol. **106**, 21—49 1956).
47

[*107*] Schenck, I. und E.: Klinische und physiologische Untersuchungen eines Rubersyndroms mit Myorhythmie. Arch. Psychiat. Nervenkr. **203**, 321—341 (1962).
4

[*108*] Sigwald, J., Cl. Raymondeau, et Cl. Piot: Myoclonies rythmées, bilatérales et symétriques, à cadence rapide, de la moitié supérieure du corps, d'évolution subaigue. Action suspensive de la Chlorpromazine et du chlorhydrate de chloro-3-(diéthylamino-3'-propyl)-10 phénothiazine. Rev. neurol. **92**, 89—95 (1955).
33

[*109*] Silfverskiöld, B. P.: Rhythmic myoclonus in three girls. Acta psychiat. scand. **38**, 45—59 (1962). Ref.: Electromyography 2, 93—94 (1962).
32

[*110*] Stern, F.: Die epidemische Encephalitis. 2. Auflage. Berlin: Springer 1928.
33

[*111*] Szentágothai, J.: Anatomical basis of visuo-vestibular coordination of motility. IIIth Internat. Congress of Physiological Sciences, Leiden, 1962. Excerpta med. (Amst.), Internat. Congr. Series No. 47, 485—489 (1962).
46

[*112*] —, und K. Rajkovits: Der Hirnnervenanteil der Pyramidenbahn und der prämotorische Apparat motorischer Hirnnervenkerne. Arch. Psychiat. Nervenkr. **197**, 335—354 (1958).
46

[*113*] Thibonneau: Myoclonus du diaphragme. J. Radiol. Electrol. **25**, 143 (1942/43).
32

[*114*] Thomas, A., et P. Cochez: Gliome kystique de la protubérance chez un achondroplase. Clonies rythmées du membre supérieur gauche. Zona. Hyperthermie terminale. Rev. neurol. **1933 II**, 675—683.
32

[*115*] Trelles, J.-O.: L'hypertrophie des neurones olivaires et la signification des olives. Encéphale **46**, 708—717 (1957).
39, 40

[*116*] Urechia, C. I., et Gh. Simionescu: Myoclonies rythmiques congénitales. Rev. neurol. **78**, 619—620 (1946).
32

[*117*] — — Myoclonies rythmiques congénitales. Mschr. Psychiat. Neurol. **113**, 337—342 (1947).
32

[*118*] —, L. Dragomir, et S. Roşu: Sur deux cas de myoclonies rythmiques congénitales. Mschr. Psychiat. Neurol. **106**, 263—272 (1942).
33

[*119*] Usunoff, G., E. Crighel, S. Bojinov, I. Georiev, et E. Atzev: Quelques aspects électroencéphalographiques de l'encéphalite hypercinétique progressive subaigue. Rev. neurol. **105**, 285—300 (1961).
3

[*120*] Watson, C. W., and D. Denny-Brown: Studies of the mechanism of stimulus-sensitive myoclonus in man. Electroenceph. clin. Neurophysiol. **7**, 341—356 (1955).
3, 26

[121] WEINGARTEN, K.: Die myoklonischen Syndrome. Wien, Bonn, Bern: W. Maudrich 1957.
1, 2, 3, 37, 44

[122] —, und H. PETSCHE: Zur Klinik der Myoklonien. Wien. Z. Nervenheilk. 7, 334—348 (1953).
3

[123] WEINSTEIN, E. A., and M. B. BENDER: Integrated facial patterns elicited by stimulation of the brain stem. Arch. Neurol. Psychiat. (Chicago) 50, 34—42 (1943).
46

[124] WOLTMAN, H. W., H. L. WILLIAMS, and E. H. LAMBERT: An attempt to relieve hemifacial spasm by neurolysis of the facial nerve. A report of two cases of hemifacial spasm with reflections on the nature of the spasm, the contracture and mass movement. Proc. Mayo Clin. 26, 236—240 (1951).
31

[125] YAKOVLEV, P. I.: Diskussionsbemerkung. Trans. Amer. neurol. Ass. 81, 63—64 (1956).
44

[126] — Dikussionsbemerkung. Trans. Amer. neurol. Ass. 82, 87—88 (1957).
44

[127] YDE, A.: Myoclonia hereditaria musculi mentalis. Acta psychiat. (Kbh.) 25, 111—113 (1950). Ref.: Zbl. ges. Neurol. Psychiat. 113, 340 (1951).
32

B. Fallbeschreibungen, einschließlich histologischer Befunde

[B 1] ABBOTT, K. H.: Rhythmic myoclonus of hyoglossus, palatine and laryngeal muscles. Report of case. Bull. Los Angeles neurol. Soc. 4, 48—50 (1939). Ref.: Zbl. ges. Neurol. Psychiat. 94, 120 (1939). (ein Fall)

[B 2] ALAJOUANINE, TH., R. THUREL, et TH. HORNET: Un cas anatomoclinique de myoclonies vélo-pharyngées et oculaires (hypertrophie de l'olive bulbaire avec état fenêtré). Rev. neurol. 64, 853—872 (1935). (ein Fall mit Histol.)
38, 40, 44

[B 3] — —, et M. ULLMANN: Un cas de myoclonie-épilepsie (association d'épilepsie généralisée et d'un syndrome myoclonique facio-linguo-vélo-palatin). Rev. neurol. 1938 I, 59—61. (ein Fall)
1

[B 4] — —, et R. WOLFROM: Myoclonies rythmées du voile, de la glotte et du diaphragme, survenant par accès périodiques et se traduisant par du hoquet. Rev. neurol. 76, 96—97 (1944). (ein Fall)
1, 41, 47

[B 5] —, P. CASTAIGNE, F. LHERMITTE, LEBOURGE, et FAURE: Un cas de myorythmie vélo-palato-laryngée succédant à un grave traumatisme cranien fermé. Rev. neurol. 95, 406—410 (1956). (ein Fall)

[B 6] ALFARO, V. R.: Palatal myoclonus. Report of three cases. Arch. Otolaryng. (Chicago) 51, 65—72 (1950). (drei Fälle)

[B 7] AMICO, G., G. VERGA, G. P. GIOVINE, e C. CARRARA: La sindrome mioclonica velo-faringo-laringea. (Contributo allo studio elettromiografico.) (italienisch) Riv. oto-neuro-oftal. 34, 109—125 (1959). (ein Fall)
1, 44

[B 8] ANTOGNOLI, G. C.: Un caso di mioclonie ritmiche velo-faringo-laringee. Marconiterapia, guarigione. (italienisch) Valsalva 15, 426—432 (1939). Ref.: Zbl. Hals-, Nas.- u. Ohrenheilk. 33, 196 (1940). (ein Fall)
14, 41

[B 9] ARNOLD, O. H.: Ein Beitrag zur Frage der rhythmischen Myoklonien der Schlundmuskulatur. Wien. Z. Nervenheilk. 11, 338—344 (1955). (ein Fall)
44

[*B 10*] ARNOULD, G., M. WAYOFF, P. TRIDON, J. SCHMITT, et M. LAXENAIRE: Myorythmies vélo-palato-laryngées unilatérales. Rev. Oto-neuro-ophtal. **32**, 218—226 (1960). (zwei Fälle)

[*B 11*] AVELLIS, G.: Über klonische Gaumenmuskelkrämpfe mit objektiv wahrnehmbarem Ohrgeräusch und den Versuch, dasselbe vermittels Durchschneidung des Tensor veli palatini zu beseitigen. Münch. med. Wschr. **45**, 522—523 (1898). (zwei Fälle)

[*B 12*] BALDENWECK et JOINVILLE: Un cas de nystagmus du voile, du pharynx et du larynx. Ann. Oto-laryng. (Paris) **1943**, 105—106. (ein Fall)
42

[*B 13*] BARRÉ, DRAGANESCO, et LIÉOU: Nystagmus giratoire spontané constant bilatéral. Myoclonies rythmiques vélo-pharyngées, sushyoidiennes et diaphragmatiques. Hémiparésie gauche et tremblement brachial gauche. Parésie faciale double. Rev. Oto-neuro-ophtal. **4**, 749—757 (1926). (ein Fall)

[*B 14*] BARUK, H., OWSIANIK, et BORENSTEIN: Myoclonies vélo-palato-laryngées consécutives à l'électrochoc. Remarques critiques sur cette méthode thérapeutique. Rev. neurol. **77**, 319—320 (1945). (ein Fall)

[*B 15*] BENDER, M. B., M. NATHANSON, and G. G. GORDON: Myoclonus of muscles of the eye, face and throat. Arch. Neurol. Psychiat. (Chicago) **67**, 44—58 (1952). (acht Fälle. Fall 8 mit Histol. Fall 7 ident. mit [*B 87*]. Fall 6 ident. mit Fall 6, Fall 8 ident. mit Fall 1 von [*B 140*])
1, 38, 40, 41, 42, 43, 45

[*B 16*] BERNHARDT: Über rhythmische Gaumensegelcontractionen. Dtsch. med. Wschr. **24**, 469—470 (1898). (ein Fall)

[*B 17*] BOECK, O.: Rhinoskopischer Befund bei einem knackenden Geräusch im Ohr. Arch. Ohrenheilk. **2**, 203—206 (1867). (ein Fall)
1, 14, 41

[*B 18*] BOGAERT, L. VAN: Contribution à l'étude des myoclonies, des troubles psychomoteurs et des troubles du sommeil par lésions en foyer du tronc cérébral. Rev. neurol. **1925 II**, 189—200. (Fall 1 der Arb.) (ein Fall, ident. mit [*B 25*])
1

[*B 19*] — Les aspects neurologiques des cholestérinoses généralisées. Bull. Acad. roy. Méd. Belg. **VI 3**, 206—215 (1938). (ein Fall)

[*B 20*] — Paralysie bulbaire pure de Duchenne, avec Paget localisé et syndrome myoclonique rythmé du voile apparu peu de temps avant la mort. Mschr. Psychiat. Neurol. **113**, 65—70 (1947). (ein Fall mit Histol.)
38, 39

[*B 21*] —, et I. BERTRAND: Sur les myoclonies associées synchrones et rythmiques par lésions en foyer du tronc cérébral. Rev. neurol. **1928 I**, 203—214. (Histol. zu [*B 18*])
38, 40, 41, 43, 44

[*B 22*] — — La rigidité tardive dans les formes ponto-cérébelleuses de la paralysie pseudobulbaire. Rev. neurol. **1930 II**, 617—631. (Fall 2 der Arb.) (ein Fall mit Histol.)
38, 40

[*B 23*] — — Étude anatomo-clinique d'un syndrome alterne du noyau rouge avec mouvements involontaires rythmés de l'hémiface et de l'avant-bras. Rev. neurol. **1932 I**, 38—45. (ein Fall mit Histol.)
33, 38, 39, 40, 42

[*B 24*] —, et G. DE COCK: Nystagmus pharyngo-laryngé au cours d'un syndrome dystonique particulier. J. belge Neurol. Psychiat. **35**, 646—649 (1935). (ein Fall)

[*B 25*] —, et J. HELSMOORTEL jr.: Un cas de myoclonies facio-pharyngo-laryngées au cours d'un syndrome de Millard-Gubler-Foville. Ann. Mal. Oreil Larynx **45**, 39—44 (1926). (ein Fall, ident. mit [*B 18*])

[*B 26*] BOND: Un cas de spasme clonique du pharynx et du voile du palais. Ann. Mal. Oreil. Larynx **22 II**, 450 (1896). (ein Fall)

[*B 27*] BORGHESAN, E.: Mioclonia del velo pendulo in un sogetto isterico. (ital.) Valsalva **6**, 685—693 (1930). Ref. Zbl. Hals-, Nas.- u. Ohrenheilk. **16**, 537 (1931). (ein Fall)

64 Literatur

[*B 28*] BRANDEIS, R. C.: Ein Fall von beidseitigen objectiven Ohrgeräuschen mit synchronischen Bewegungen des Trommelfells und der Gaumenmuskeln. Z. Ohrenheilk. **12**, 251—257 (1883). (ein Fall)
1

[*B 29*] BROECKAERT: Tic du voile du palais accompagné d'un bruit rythmique perceptible à distance. Rev. Laryng. (Bordeaux) **32**, 586 (1911). (ein Fall)

[*B 30*] CHADWICK, D. L., and R. MACBETH: Rhythmic palatal myoclonus with a report of four cases. J. Laryng. **67**, 301—312 (1953). (vier Fälle)
1, 14

[*B 31*] CHAVANY, J. A., S. DAUM, J.-B. TAVERNIER, et B. OSSIPOVSKI: Syndrome cérébelleux global avec myoclonies vélo-palatines. Atrophie cérébelleuse probable. Rev. neurol. **79**, 669—671 (1947). (ein Fall)

[*B 32*] CHEHAB-EDINE, B.: Les myoclonies vélo-pharyngo-laryngées. Syndrome de la calotte protubérantielle. Dissertation, Genf, 1939. (zwei Fälle, ident. mit [*B 138*])

[*B 33*] CHILDREY, J. H., and H. L. PARKER: Myoclonic movements of the larynx and pharynx. A manifestation of epidemic encephalitis. Arch. Otolaryng. (Chicago) **14**, 139—148 (1931). (fünf Fälle)

[*B 34*] COBURN, E. B.: Spasme clonique unilatéral du pharynx et du voile du palais. Ann. Mal. Oreil. Larynx **32** I, 190—191 (1906). (ein Fall)

[*B 35*] CRITCHLEY, M.: Observations on essential (heredofamilial) tremor. (Fall S. 134 der Arb.) Brain **72**, 113—139 (1949). (ein Fall)
38

[*B 36*] CROUZON, O., et J. CHRISTOPHE: Syndrome pseudobulbaire et cérébelleux d'origine protubérantielle avec myoclonies rythmiques et synchrones vélo-pharyngo-facio-laryngées bilatérales et myoclonies oculaires et squelettiques unilatérales. Rev. neurol. **65**, 76—81 (1936). (ein Fall)

[*B 37*] —, DEREUX, et KENZINGER: Paralysie pseudobulbaire d'origine protubérantielle (association d'un syndrome pseudobulbaire et d'un syndrome cérébelleux). Rev. neurol. **1925** II, 747—753. (ein Fall)

[*B 38*] DAVIS, D., and J. A. KIRCHICK: Palatal myoclonus. Sitz. Acad. Ophthalmol. Otolaryngol., Chicago, Oktober 1947. Ref. nach [*B 6*, S. 69]. (ein Fall)

[*B 39*] DAVISON, CH., H. A. RILEY, and S. BROCK: Rhythmic myoclonus of the muscles of the palate, larynx and other regions. (A histopathologic study.) Bull. neurol. Inst. N. Y. **5**, 94—126 (1936). (Histol. zu Fall 2 von [*B 167*])
38, 40, 44

[*B 40*] DENNY-BROWN, D.: Nystagmus (rhythmical myoclonus) of the palate and tongue. Proc. roy. Soc. Med. **27**, 669—670 (1934). (ein Fall)

[*B 41*] DEREUX, M. J.: Étude clinique d'un cas de myoclonies vélo-pharyngo-laryngées. Rev. neurol. **65**, 549—552 (1936). (ein Fall)

[*B 42*] — Myoclonies vélo-pharyngo-laryngées et oculaires chez un malade atteint de sclérose en plaques. Rev. neurol. **69**, 135—138 (1938). (ein Fall)

[*B 43*] DOBSON, J. P., and H. A. RILEY: Rhythmic myoclonus. A clinical report of six cases. Arch. Neurol. Psychiat. (Chicago) **45**, 145—150 (1941). (sechs Fälle)

[*B 44*] ERICKSON, TH. C., and G. ABLIN: Palatal myoclonus in association with posterior fossa neoplasms. Two cases. Trans. Amer. neurol. Ass. **78**, 201—206 (1953). (zwei Fälle)
1, 44

[*B 45*] ERNST, E.: Ein Fall von rhythmischen, kontinuierlichen Krämpfen der Schling- und Respirationsmuskulatur auf der Basis einer funktionellen Neurose (traumatische Neurose). Neurol. Centralbl. **26**, 954—958 (1907). (ein Fall)

[*B 46*] FAURE-BEAULIEU, et R. GARCIN: Myoclonies vélo-pharyngo-laryngées unilatérales du côté de la lésion dans un syndrome bulbo-protubérantiel par artérite syphilitique. Rev. neurol. **68**, 867—871 (1937). (ein Fall)

[*B 47*] — — Étude anatomique d'un cas de myoclonies vélo-pharyngo-laryngées. Rev. neurol. **72**, 734—739 (1939). (Histol. zu [*B 46*])
38, 40

[*B 48*] Foix, Ch., et P. Hillemand: Nystagmus du voile du palais associé à un nystagmus oculaire synchrone et à des secousses myocloniques de la face, synchrones également. Syndrome de Foville avec hémiparésie, hémitremblement et hémiasynergie modérés. Lésions probables de la calotte protubérantielle. Rev. neurol. 1924 I, 588—592. (ein Fall, ident. mit Fall 1 von [*B 50*] und von [*B 83*]

[*B 49*] — — Spasme rythmique vélo-pharyngo-laryngé. Nystagmus du voile. Rev. neurol. 1924 II, 501—503. (ein Fall, ident. mit Fall 4 von [*B 50*] und von [*B 83*])

[*B 50*] —, J.-A. Chavany et P. Hillemand: Le syndrome myoclonique de la calotte. Étude anatomo-clinique du nystagmus du voile et des myoclonies rythmiques associées, oculaires, faciales etc. Rev. neurol. 1926 I, 942—957. (vier Fälle mit Histol. Fall 1 ident. mit [*B 48*] und Fall 1 von [*B 83*]. Fall 2 ident. mit [*B 202*]. Fall 4 ident. mit [*B 49*] und Fall 4 von [*B 83*])
38, 40, 43, 44

[*B 51*] Fracassi, T., y R. Graziano: Las mioclonias velo-faringo-oculo-diafragmaticas. (spanisch) Rev. argent. Neurol. (Rosario) 3, 152—163 (1938). Ref.: Zbl. ges. Neurol. Psychiat. 93, 154 (1939). (drei Fälle)
41

[*B 52*] Franchini, F.: Osservazioni intorno ad un caso di paralisi pseudobulbare. (italienisch) G. Clin. med. 2, 441—453 (1921). Ref.: Zbl. ges. Neurol. Psychiat. 27, 210 (1922). (ein Fall)
1

[*B 53*] Freeman, W.: Palatal myoclonus. Report of two cases with necropsy. Arch. Neurol. Psychiat. (Chicago) 29, 742—755 (1933). (zwei Fälle mit Histol.)
38, 40, 44, 45

[*B 54*] Freund, E. M.: Objective audible clicking in ear. Presentation. Arch. Otolaryng. (Chicago) 64, 129—133 (1956). (ein Fall)

[*B 55*] Freystadtl, B.: Kehlkopf und Rachen in ihren Beziehungen zu den Erkrankungen des Zentralnervensystems. Berlin: Karger 1928. (drei Fälle S. 282—287)

[*B 56*] Friedmann, C.: Zur Kasuistik der objektiven Ohrgeräusche. Z. Ohrenheilk. 46, 373 —377 (1904). (ein Fall)

[*B 57*] Fuchs, A.: Sitz.ber. Verein für Psychiatrie und Neurologie Wien vom 11. 2. 1908. Neurol. Centralbl. 27, 1184 (1908). (ein Fall)

[*B 58*] Gallet, J.: Le nystagmus du voile (myoclonie vélo-pharyngo-laryngée) et les myoclonies associées oculaires, faciales, sus-hyoidiennes, diaphragmatiques. Le syndrome myoclonique de la calotte protubérantielle. Thèse Méd., Paris, 1927. (ein Fall)

[*B 59*] Garcin, R., et A. Jaquinet: Myoclonies vélo-pharyngo-laryngo-faciales au cours de l'évolution d'un syndrome latéral du bulbe. Rev. neurol. 68, 862—867 (1937). (ein Fall)
38, 40, 41

[*B 60*] —, I. Bertrand et P. Frumusan: Étude anatomoclinique d'un cas de syndrome de Parinaud et de myoclonies rythmiques du voile du palais. Rev. neurol. 1933 II, 812—820. (ein Fall mit Histol.)
38, 40

[*B 61*] —, J.-A. Chavany et M. Kipfer: Sur le cas de deux soeurs atteintes l'une de myoclonie isolée du voile du palais, l'autre de mouvements oscillatoires rythmés des orteils. Rev. neurol. 77, 135—138 (1945). (Fall 2 der Arb.) (ein Fall)
33

[*B 62*] Gautier, J. C., and W. Blackwood: Enlargement of the inferior olivary nucleus in association with lesions of the central tegmental tract or dentate nucleus. Brain 84, 341—361 (1961). (Fall 2 und 3 der Arb.) (zwei Fälle mit Histol.)
38, 39, 40

[*B 63*] Gilpin, A.: Palatal nystagmus. Proc. roy. Soc. Med. 24, 313—314 (1931). (ein Fall)

[*B 64*] GIRARD, P.-F., BONAMOUR, GARDE, et ETIENNE: Les syndromes de l'obliteration de l'artère cérébelleuse supérieure et du ramollissement global de la calotte protubérantielle dans son tiers supérieur. Participation du pathétique. Rev. neurol. **83**, 199—201 (1950). (Fall 2 der Arb.) (ein Fall)

[*B 65*] GÖTZE, A.: Über objektive Ohrgeräusche myoklonischer Genese. Z. Laryng. Rhinol. **36**, 394—403 (1957). (fünf Fälle)
1, 14, 41, 43

[*B 66*] GOLDFLAM, S., und S. MEYERSON: Über objektiv wahrnehmbare Ohr- und Kopfgeräusche. Wien. med. Presse **36**, 641—647, 691—695, 728—730 (1895). (ein Fall)

[*B 67*] GOLENBERG, A.: Zwei Fälle von rhythmischem Spasmus des weichen Gaumens. (russisch) Sovrem. Psichonevr. **8**, 268—269 (1929). Ref.: Zbl. ges. Neurol. Psychiat. **56**, 596 (1930). (zwei Fälle)
14, 41

[*B 68*] GRAEFFNER: Störungen der Kinese und der Reflexerregbarkeit in Gaumen, Rachen und Kehlkopf der Hemiplegiker. Berl. klin. Wschr. **47** I, 50—52 (1910). (zwei Fälle)

[*B 69*] GRILL, C., et E. LAURÉN: Contribution à l'étude de la pathogénie des myoclonies laryngo-pharyngées. Étude clinique et anatomique. Upsala Läk.-Fören. Förh. N. F. **38**, 1—34 (1932). Ref.: Zbl. ges. Neurol. Psychiat. **66**, 436 (1933). (ein Fall mit Histol.)
38, 39, 44

[*B 70*] GRÜNWALD, K.: Rhythmische Myoklonien der Schlundmuskulatur mit Anomalien der Atmung und Wärmeregulation. Wien. med. Wschr. 1938 I, 127—130. Ref.: Zbl. ges. Neurol. Psychiat. **89**, 517 (1938). (ein Fall, ident. mit Fall 3 von [*B 210*] und von [*121*]).

[*B 71*] GUILLAIN, G., et P. MOLLARET: Deux cas de myoclonies synchrones et rythmées vélo-pharyngo-laryngo-oculo-diaphragmatiques. Le problème anatomique et physiopathologique de ce syndrome. Rev. neurol. 1931 II, 545—566. (zwei Fälle. Fall 1 ident. mit [*B 113*])
1, 14, 38, 41, 43, 44

[*B 72*] — — Nouvelle contribution à l'étude des myoclonies vélo-pharyngo-laryngo-oculo-diaphragmatiques. Rev. neurol. 1932 II, 249—264. (ein Fall)
41, 44

[*B 73*] —, et R. THUREL: Myoclonies vélo-pharyngo-laryngo-oculo-diaphragmatiques associées à des myoclonies synchrones squelettiques. Rev. neurol. **1932 II**, 677—684. (ein Fall)
41

[*B 74*] —, TH. ALAJOUANINE, et L. GIROT: Étude de certains mouvements involontaires observés au cours du tabes. Ann. Méd. 1926, 530—547. Ref. nach [*B 72*], S. 261. (ein Fall)
41

[*B 75*] —, I. BERTRAND, et J. GODET-GUILLAIN: Étude anatomique d'un cas de myoclonies synchrones et rythmées vélo-pharyngo-laryngo-oculo-diaphragmatiques. Rev. neurol. **75**, 38—39 (1943). (Histol. zu [*B 71*], Fall 2)
38, 39, 40, 41

[*B 76*] —, P. MOLLARET, et I. BERTRAND: Sur la lésion responsable du syndrome myoclonique du tronc cérébral. Étude anatomique d'un cas démonstratif sans lésions focales. Rev. neurol. 1933 II, 666—675. (Histol. zu [*B 71*], Fall 1)
33, 38

[*B 77*] — —, et GARCIN: Mitteilung 1932. Ref. in [*B 72*], S. 261—262. (ein Fall)
41

[*B 78*] —, R. THUREL, et I. BERTRAND: Examen anatomo-pathologique d'un cas de myoclonies vélo-pharyngo-oculo-diaphragmatiques associées à des myoclonies squelettiques synchrones. Rev. neurol. 1933 II, 801—812. (Histol. zu [*B 73*])
33, 38, 40, 44, 47

[*B 79*] Haase, E., and J. A. Luhan: Protracted coma from delayed thrombosis of basilar artery following electrical injury. Clinicopathological report of a case. Arch. Neurol. (Chicago) 1, 195—202 (1959). (ein Fall mit Histol.)
38

[*B 80*] Heflebower, R. C.: Klonischer Krampf des M. tensor tympani. N. Y. med. J. 16. 3. 1895. Ref.: Z. Ohrenheilk. 27, 149 (1895). (ein Fall)

[*B 81*] Helsmoortel jr., J., et L. van Bogaert: Deux nouveaux cas de myoclonies synchrones et rythmées vélo-pharyngo-laryngées. Ann. Oto-laryng. (Paris) 52, 1422—1429 (1933). (zwei Fälle)
1, 41, 44

[*B 82*] Herrmann jr., Ch., P. H. Crandall, and H. C. H. Fang: Palatal myoclonus. A new approach to the understanding of its production. Neurology (Minneap.) 7, 37—51 (1957). (acht Fälle)
1, 33, 41, 42, 43

[*B 83*] Hillemand, P., J.-A. Chavany, et J.-O. Trelles: Le problème anatomique du nystagmus du voile du palais. Rev. neurol. 64, 1—17 (1935). (vier Fälle mit Histol.: Fall 1 ident. mit [*B 48*] und Fall 1 von [*B 50*]; Fall 2 ident. mit [*B 202*] und Fall 2 von [*B 50*]; Fall 3 ident. mit Fall 3 von [*B 50*]; Fall 4 ident. mit [*B 49*] und Fall 4 von [*B 50*]. Ferner Histol. zu [*B 121*])
38

[*B 84*] Holmes, E. L.: Ein Fall von objektivem Ohrgeräusch. Z. Ohrenheilk. 8, 295—296 (1879). (ein Fall)

[*B 85*] Hunt, J. R.: Diskussionsbemerkung. Arch. Neurol. Psychiat. (Chicago) 29, 755 (1933). (zwei Fälle)

[*B 86*] Imberciadori, E., e D. Manganaro: Un caso di mioclonie ritmiche facio-velo-faringo-laringee (studio clinico). (italienisch) Riv. Pat. nerv. ment. 75, 334—350 (1954). Ref.: Excerpta med. (Amst.), Sect. VIII, 8, 593 (1955). Zbl. ges. Neurol. Psychiat. 132, 380 (1955). (ein Fall)
1

[*B 87*] Jacobson, M. B., and W. F. Gorman: Palatal myoclonus and primary nystagmus following trauma. Report of a case. Arch. Neurol. Psychiat. (Chicago) 62, 798—801 (1949). (ein Fall, ident. mit Fall 7 von [*B 15*])
40, 43

[*B 88*] Jakob, Chr., und J. C. Montanaro: Rev. neurol. B. Aires 7, 85 (1942). Ref. nach [*B 144*]. (Histol. zu [*B 137*])
38, 39, 40

[*B 89*] Jelinek, D., und A. Sachs: Stimmbandzittern. (tschechisch) Čas. Lék. čes. 1930 I, 64—72. Ref.: Zbl. ges. Neurol. Psychiat. 56, 535 (1930). (ein Fall)

[*B 90*] Jennings, J. L.: Case report of unusual noises of the ear. 1938. Ref. nach [*B 6*, S. 69]. (ein Fall)

[*B 91*] Jones, I. H., and V. O. Knudsen: Certain aspects of tinnitus, particulary the treatment. Laryngoscope (St. Louis) 38, 597 (1928). Ref. nach [*B 6*, S. 68—69]. (ein Fall)

[*B 92*] Joynt, R. J.: An EEG artefact in palatal myoclonus. Electroenceph. clin. Neurophysiol. 11, 158—160 (1959). (zwei Fälle)
43

[*B 93*] Kabashima, T., und M. Iwata: Ein Fall von klonischem Krampf des weichen Gaumens. (japanisch, deutsche Zusammenfassung) Otologia Tokio 11, 741—753 (1938). (ein Fall)

[*B 94*] Kaufmann, D.: Ein Fall von objektiv wahrnehmbarem Ohrgeräusch. Mschr. Ohrenheilk. 28, 141—145 (1894). (ein Fall)
14, 42

[*B 95*] Kelly, A. B.: Brain from a patient who presented nystagmoid movements in the pharynx and larynx. Proc. roy. Soc. Med. (Sect. Laryngol.) 11 I, 141—143 (1918). (ein Fall)

[*B 96*] KLIEN, H.: Über kontinuierliche rhythmische Krämpfe der Schlingmuskulatur. Dtsch. med. Wschr. 30, 619—620 und 665—666 (1904). (zwei Fälle)

[*B 97*] — Zur Pathologie der kontinuierlichen rhythmischen Krämpfe der Schlingmuskulatur (zwei Fälle von Erweichungsherden im Kleinhirn). Neurol. Centralbl. 26, 245—254 (1907). (Histol. zu [*B 96*])
33, 38, 40

[*B 98*] — Über kontinuierliche rhythmische Krämpfe bei Kleinhirnherden. Münch. med. Wschr. 65, 374—375 (1918). (ein Fall, ident. mit Fall 1 von [*B 99*])

[*B 99*] — Über die kontinuierlichen rhythmischen Krämpfe des Gaumensegels und der Schlingmuskulatur. Mschr. Psychiat. Neurol. 43, 79—95 (1918). (zwei Fälle, Fall 1 ident. mit [*B 98*])
43, 44, 45

[*B 100*] — Beitrag zur anatomischen Grundlage und zur Physiopathologie der kontinuierlichen rhythmischen Krämpfe nach Herderkrankungen des Kleinhirns nebst Bemerkungen über einige Fragen der Kleinhirnfaserung. Mschr. Psychiat. Neurol. 45, 1—46 (1919). (Histol. zu Fall 1 von [*B 99*])
38, 40, 43, 44

[*B 101*] KLINGLER, M.: Über traumatisch bedingten Gaumensegelnystagmus. Mit kurzer Übersicht über dieses Symptom. Schweiz. Arch. Neurol. Psychiat. 64, 253—263 (1949). (ein Fall)
1

[*B 102*] KORNYANSKY, G. P., and A. E. SVIRIDOVA: Myoclonia of the muscles of the soft palate, pharynx and larynx following operative removal of cerebellar tumors and neurinomas of the acoustic nerve. (russisch) Vop. Nejrohir. 25, 24—29 (1961). (27 Fälle)
33, 35

[*B 103*] KRAHL, P.: Der Nystagmus des weichen Gaumens als allgemeines Krankheitssyndrom. HNO-Wegweiser 5, 87—88 (1955/56). (ein Fall)

[*B 104*] KREBS, E., R. MESSIMY, et M. FELD: Myoclonies vélo-palato-linguo-hyoidiennes et des membres supérieurs associées à des crises comitiales, à des signes parabasedowiens et à une arachnoidite opto-chiasmatique. Rev. neurol. 85, 385—388 (1951). (ein Fall)
1

[*B 105*] —, P. PUECH, et J. LEMOINE: Un cas de myoclonies oculo-vélo-palato-laryngées. Rev. neurol. 1932 I, 955—963. (ein Fall)

[*B 106*] KREINDLER, A.: Die rhythmischen und synchronen Myoklonien der Rachenhöhle und des Kehlkopfes. Physiopathologische Untersuchungen. Schweiz. Arch. Neurol. Psychiat. 43, 79—88 (1939). (ein Fall)
1, 42, 44, 45

[*B 107*] KRILIČEVSKAJA, E. V.: Myoklonie des weichen Gaumens in Verbindung mit Ohrensausen. (russisch) Vestn. Otol. i. t. d. 1953, 87—88. Ref.: Zbl. Hals-, Nas.- u. Ohrenheilk. 49, 215 (1954). (ein Fall)

[*B 108*] KÜPPER: Über klonische Krämpfe der Schlingmuskeln. Arch. Ohrenheilk. N. F. 1, 296—297 (1873). (ein Fall)

[*B 109*] KUGELMEIER, L. M.: Über halbseitige, kontinuierliche, rhythmisch-klonische Zuckungen im Bereich der Gaumen-, Schlund- und Kehlkopfmuskulatur. Dtsch. Arch. klin. Med. 175, 557—563 (1933). (ein Fall)
41

[*B 110*] LACHMUND, H.: Über einseitigen klonischen Krampf des weichen Gaumens. Mschr. Psychiat. Neurol. 21, 518—527 (1907). (ein Fall)

[*B 111*] LANDESBERG: Sitzung Gesellsch. innere Med. u. Kinderheilk. Wien am 13. 5. 1909. Wien. med. Wschr. 59, 1253 (1909). (ein Fall)

[*B 112*] LANGWORTHY, O. R., and R. V. GRIMMER: A physiological study of the movements in palatal myoclonus. Bull. Johns Hopk. Hosp. 65, 101—111 (1939). (ein Fall)
1, 41, 44, 45

[*B 113*] LANOS, M.: Un cas de nystagmus du voile. Ann. Mal. Oreil. Larynx **48**, 261—262 (1929). (ein Fall, ident. mit Fall 1 von [*B 71*])

[*B 114*] LASALLE, et BÉDARD: Nystagmus du voile: Syndrome myoclonique de la calotte protubérantielle. Un. méd. Can. **56**, 627 (1927). Ref. nach [*B 33*]. (ein Fall)

[*B 115*] LESHIN, N., and TH. T. STONE: Continuous rhythmic movements of the palate, pharynx and larynx. Arch. Neurol. Psychiat. (Chicago) **26**, 1236—1250 (1931). (ein Fall)

[*B 116*] LEUDET, E.: Étude d'une varitété de bruit objectif de l'oreille, causé par la contraction involontaire du muscle interne du marteau, et coincidant avec un tic de quelques rameaux de la branche maxillaire inférieure du nerf de la cinquième paire. Gaz. méd. Paris **24**, 338 (1869). (ein Fall, ident. mit [*B 117*])
1

[*B 117*] — Étude des bruits objectifs qui se produisent dans les oreilles, à propos d'un cas où ce genre de bruit reconnaissait pour cause une contraction rythmique du muscle interne du marteau, avec spasme des muscles du voile du palais et de la région sus-hyoidienne. Gaz. méd. Paris **24**, 423—424 und 463—466 (1869). (ein Fall, ident. mit [*B 116*])
1

[*B 118*] LÉVY, G.: Contribution à l'étude des manifestations tardives de l'encéphalite épidémique. Thèse Méd., Paris, 1922. Ref. nach [*B 58*]. (ein Fall u. z. Fall XXX der Publik.)

[*B 119*] — Un cas de myoclonies rythmiques vélo-pharyngo-laryngées (nystagmus du voile). Participation de l'hémiface gauche, de l'oeil gauche (nystagmus rotatoire) et du diaphragme. Troubles cérébelleux prédominant à gauche. Rev. neurol. **1925** I, 449—455. (ein Fall, ident. mit [*B 170*])

[*B 120*] LHERMITTE, F.: Le syndrome cérébelleux. Étude anatomoclinique chez l'adulte. Rev. neurol. **98**, 435—477 (1958). (Histol. zu [*B 127*] auf S. 468 der Publik.)
38

[*B 121*] LHERMITTE, J., et CUEL: Forme ponto-cérébelleuse de la paralysie pseudo-bulbaire. Rev. neurol. **1921** I, 364—367. (ein Fall)
38

[*B 122*] —, et J. DROUZON: Un nouveau cas de myoclonies du voile du palais, de la langue, des lèvres et des globes oculaires. Lésions limitées aux noyaux dentelés du pédoncule cérébelleux supérieur et aux olives bulbaires. Rev. neurol. **1937** I, 390—396. (ein Fall mit Histol.)
38

[*B 123*] —, et J. SIGWALD: Myoclonies rythmées du voile, du pharynx, du larynx et du membre supérieur gauche au cours d'un syndrome latéral du bulbe. Rev. neurol. **73**, 81—86 (1941). (ein Fall)
40, 41

[*B 124*] —, G. LÉVY, et J.-O. TRELLES: Un cas de nystagmus du voile avec myoclonies cervicales synchrones (examen anatomo-pathologique). Rev. neurol. **1933** I, 492—495. (ein Fall mit Histol.)
33, 38, 40

[*B 125*] — — — Un nouveau cas de myoclonies vélo-palatines et laryngées avec étude histologique. Rev. neurol. **63**, 238—247 (1935). (ein Fall mit Histol.)
38, 40, 44

[*B 126*] —, J. DE MASSARY, et J.-O. TRELLES: Myoclonies rythmées du voile du palais (nystagmus du voile), de l'orbiculaire des lèvres, du peaucier et des élévateurs du larynx. Rev. neurol. **1933** II, 111—114. (ein Fall)
45

[*B 127*] —, CH. RIBADEAU DUMAS, et J. SIGWALD: Syndrome cérébelleux compliqué de myoclonies rythmées facio-palato-oculo-pharyngées. Rev. neurol. **73**, 370—371 (1941). (ein Fall)
38

[*B 128*] LIEPMANN, H.: Mitteilung, 1910. Ref. nach [*B 68*]. (ein Fall)

[*B 129*] LOEBELL, H.: Gaumensegel-, Schlund- und Kehlkopfnystagmus. Arch. Sprach- u. Stimmheilk. 1, 36—41 (1937). Ref.: Zbl. ges. Neurol. Psychiat. 88, 313 (1938). (ein Fall)

[*B 130*] MARCOVITZ, E., and B. J. ALPERS: Palatal-pharyngeal-labial myoclonus: Report of a case. Arch. Neurol. Psychiat. (Chicago) 37, 1226—1228 (1937). (ein Fall)

[*B 131*] MARINESCO, G., N. JONESCO-SISESTI, et TH. HORNET: Nystagmus vélo-palatin à la suite d'une lésion récente du faisceau central de la calotte. (Étude anatomo-clinique.) Rev. neurol. 1936 II, 541—547. (ein Fall mit Histol.)
38, 40, 42, 44

[*B 132*] McCARTY, W.: Ocular and palatal myoclonus. Amer. J. Ophthal. 43, 121—124 (1957). (ein Fall)
43

[*B 133*] McGRIFF, J. R.: Palatal myoclonus. Staff conf., Episcop. Eye and Ear Hosp., Washington D. C., 1947. Ref. nach [*B 6*, S. 70]. (ein Fall)
14

[*B 134*] McKENZIE, D.: Clonic spasm of the palate. Proc. roy. Soc. Med. (Sect. Laryngol.) 16, 57 (1923). (ein Fall)

[*B 135*] MOLLARET, P., J. DELAY, et I. Y. BETTANCOURT: Un cas cliniquement presque pur le myoclonies synchrones et rythmées vélo-pharyngo-laryngées chez un adulte. Bull. Soc. méd. Hôp. Paris 53, 1034—1038 (1937). Ref.: Rev. neurol. 68, 641—642 (1937). (ein Fall)

[*B 136*] —, H. DESOILLE, et P. PERREAU: Syndrome myoclonique unilatéral gauche vélo-pharyngo-laryngé chez un pseudobulbaire. Bull. Soc. méd. Hôp. Paris 51, 44—48 (1935). Ref.: Rev. neurol. 65, 199—200 (1936). (ein Fall)

[*B 137*] MONTANARO, J. C., und J. L. HANÓN: Myorhythmie der Muskeln von Augen, Kehlkopf, Rachen und Gaumensegel bei Prozessen in der Protuberanzgegend. (spanisch) Sem. méd. B. Aires 1935 II, 537—542. Ref.: Zbl. ges. Neurol. Psychiat. 81, 285—286 (1936). (ein Fall)

[*B 138*] MORSIER, G. DE, et R. JUNET: Les myoclonies vélo-pharyngo-laryngées. Schweiz. med. Wschr. 67, 996—998 (1937). (zwei Fälle, ident. mit [*B 32*])

[*B 139*] MOTTA, G., e A. PROFAZIO: Contributo allo studio dei cloni dei muscoli del palato associato ad acuferri obiettivi. Presentazione di un caso. (italienisch) Clin. oto-rino-laring. 6, 523—539 (1954). Ref.: Zbl. Hals-, Nas.- u. Ohrenheilk. 53, 204 (1955). (ein Fall)
43

[*B 140*] NATHANSON, M.: Palatal myoclonus. Further clinical and pathophysiological observations. Arch. Neurol. Psychiat. (Chicago) 75, 285—296 (1956). (12 Fälle, Fall 2 und 3 mit Histol. Fall 1 ident. mit Fall 8 von [*B 15*], Fall 6 ident. mit Fall 6 von [*B 15*])
1, 38, 40, 41, 42, 43

[*B 141*] NEUSTAEDTER, M.: Diskussionsbemerkung. Arch. Neurol. Psychiat. (Chicago) 29, 755 (1933). (ein Fall)

[*B 142*] NICOLESCO, J., O. SAGER, et TH. HORNET: Réflexions à propos d'un cas de myoclonies vélo-palatines consécutives à une lésion cérébelleuse droite avec hypertrophie des cellules nerveuses de l'olive bulbaire gauche. Rev. neurol. 70, 301—317 (1938). (ein Fall mit Histol.)
38, 40, 44

[*B 143*] NIEDERWIESER, V.: Über eine besondere, seltene Form von Tic. Arch. Kinderheilk. 114, 88—91 (1938). (ein Fall)
14, 41

[*B 144*] OBRADOR, A. S., y J. J. SÁNCHEZ: Un caso de mioclonia velopalatina asociada a hematoma subdural consecutivos a traumatismo craneal. (spanisch) Rev. clin. esp. 45, 122—127 (1952). (zwei Fälle)

[*B 145*] OPPENHEIM, H.: Über ein bei Krankheitsprozessen in der hinteren Schädelgrube beobachtetes Symptom. Neurol. Centralbl. 8, 132—134 (1889). (zwei Fälle)

[*B 146*] OPPENHEIM, H.: Lehrbuch der Nervenkrankheiten. 7. Auflage, 2. Band, S. 1945. Berlin: Karger 1923. (ein Fall)
14, 41

[*B 147*] —, und E. SIEMERLING: Die acute Bulbärparalyse und die Pseudobulbärparalyse. Charité-Ann. 12, 331—395 (1887). (ein Fall, auf S. 351—361 der Publik.)

[*B 148*] ORZECHOWSKI: Syndrome myoclonique du tronc cérébral (palais, pharynx, muscles extrinsèques et intrinsèques du larynx, langue et diaphragme) dans un cas de tumeur protubérantielle. Rev. neurol. 1932 I, 143. (ein Fall)

[*B 149*] OUTES, D. L.: Reflexiones acerca de algunos síndromes protuberanciales. (Mioclonía del velo. Astereognosia y ataxia de la cinta de Reil. El síndrome de Raymond-Cestan. Movimientos involuntarios de origen pontino.) (spanisch) Acta neuropsiquiát. argent. 3, 37—49 (1957). (ein Fall)

[*B 150*] PEARSON, M., and L. J. BARNES: Objective tinnitus aurium: Report of a case with recovery after hypnosis. Arch. Neurol. Psychiat. (Chicago) 59, 265—267 (1948). (zwei Fälle)
14, 41

[*B 151*] PEGLER, L. H.: A case of clonic spasm of the muscles of the palate and pharynx causing entotic tinnitus in a lady aged thirty. J. Laryng. 18, 171—172 (1903). Ref.: Z. Ohrenheilk. 45, 192 (1903). (ein Fall)

[*B 152*] — Fallbeschreibung. J. Laryng. 18, 371 (1903). Ref. nach [*B 115*, S. 1239]. (ein Fall)
41

[*B 153*] PENTA: Sindrome post-tetanico a focolai multipli con clono palato-faringo-laringo in luetico. (italienisch) Riv. Pat. nerv. ment. 43, 497—501 (1934). Ref.: Zbl. ges. Neurol. Psychiat. 73, 476 (1934). (ein Fall)

[*B 154*] PERRELLE-AUJARD, M. D. DE LA: Contribution à l'étude anatomo-clinique du nystagmus du voile et des myorythmies associées. Thèse Méd., Paris, 1955. Ref.: Rev. neurol. 93, 879 (1955). (ein Fall mit Histol.)
1, 33, 38, 40

[*B 155*] PEYSER, A.: Über partielle klonische Krämpfe des Gaumensegels bei gleichseitiger Facialisparese im Anschluß an eine Ohraffektion. Berl. klin. Wschr. 32, 937—938 (1895). (ein Fall)

[*B 156*] PFEIFER, R. A.: Kontinuierliche, klonische, rhythmische Krämpfe des Gaumensegels und der Rachenwand bei einem Fall von Schußverletzung des Kleinhirns. Mschr. Psychiat. Neurol. 45, 96—106 (1919). (ein Fall)
43

[*B 157*] PICHLER, E., und W. MESSERKLINGER: Über posttraumatische objektive Ohrgeräusche myoklonischer Genese. Wien. Z. Nervenheilk. 20, 148—156 (1962). (ein Fall)
1, 41

[*B 158*] POLÁCEK, L., and J. STEIN: Velopalatinal myoclonies combined with sleep disturbances and lesions of the caudal cranial nerves. (tschechisch) Csl. Neurol. 20, 59—67 (1957). Ref.: Zbl. ges. Neurol. Psychiat. 141, 171 (1957). (ein Fall)

[*B 159*] POLITZER, A.: Klonischer Krampf der Muskeln der Tuba Eustachii. Wien. med. Presse 11, 561—562 (1870). (ein Fall)
14, 41

[*B 160*] POLLINGHER, B.: Myorhythmien des Velum palatinum und der linken oberen Extremität im Verlaufe eines retro-olivären Syndroms. (rumänisch) Neurologia (Bucureşti) 6, 539—544 (1961). Ref.: Zbl. ges. Neurol. Psychiat. 173, 184 (1963). (ein Fall)

[*B 161*] POLLOCK, L. J.: Diskussionsbemerkung. Arch. Neurol. Psychiat. (Chicago) 29, 754 (1933). (ein Fall)
45

[*B 162*] POPPER, E.: Über objektive Ohrgeräusche und ihre Beziehungen zu rhythmischen Gaumensegelkrämpfen. Z. ges. Neurol. Psychiat. 61, 233—249 (1920). (ein Fall)

[*B 163*] PORTER, W. G.: Fallbeschreibung. Z. Laryng. Rhinol. 1, 745 (1909). Ref. nach [*B 115*, S. 1237]. (ein Fall)

[*B 164*] RADERMECKER, J., et HELSMOORTEL JR.: Myoclonies rythmiques du voile et du larynx
chez un sujet jeune ne présentant, en dehors de signes névropathiques, qu'une
dissociation albumino-cytologique du liquide. Discussion des myoclonies observées
dans les états dits fonctionnels. J. belge Neurol. Psychiat. **39**, 654—666 (1939).
(ein Fall)
1, 14, 42

[*B 165*] REYNIER, J.-P. DE: À propos d'un cas de myoclonie vélo-palato-pharyngée avec
dysréflexie vestibulaire croisée. Rev. Oto-neuro-ophtal. **28**, 490 (1956). (ein Fall)

[*B 166*] RILEY, H. A.: Diskussionsbemerkung. Trans. Amer. neurol. Ass. **78**, 204—206 (1953).
(ein Fall)

[*B 167*] —, and S. BROCK: Rhythmic myoclonus of the muscles of the palate, pharynx, larynx
and other regions. A clinical report of three cases. Arch. Neurol. Psychiat.
(Chicago), **29**, 726—741 (1933). (drei Fälle)

[*B 168*] RINALDI, L.: Commento ad un caso di mioclono del palato molle. (italienisch)
Boll. Mal. Orecch. **72**, 175—184 (1954). Ref.: Zbl. Hals-, Nas.- u. Ohrenheilk. **51**,
187—188 (1954/55). (ein Fall)

[*B 169*] ROEMHELD, L.: Über isolierten klonischen Krampf des weichen Gaumens. Münch.
med. Wschr. **50**, 560—562 (1903). (ein Fall)

[*B 170*] ROUSSY, G., J. BOLLACK, et G. LÉVY: Secousses nystagmiques monoculaires, synchrones
à des myoclonies rythmiques facio-vélo-pharyngo-laryngées homolatérales. Rev.
Oto-neuro-ophtal. **3**, 625—626 (1925). (ein Fall, ident. mit [*B 119*])

[*B 171*] —, G. LÉVY, et N. KYRIACO: Nystagmus unilatéral du voile (clonies strictement vélo-
pharyngées) et troubles respiratoires sans clonies du diaphragme chez une pseudobulbaire. Rev. neurol. 1927 I, 521—527. (ein Fall)

[*B 172*] RUNGE: Ein Fall von Stimmbandnystagmus. Zbl. Hals-, Nas.- u. Ohrenheilk. **11**,
863—864 (1928). (ein Fall, ident. mit [*B 176*])

[*B 173*] SATOYOSHI, E., F. KOMATSU, and T. NAKAJIMA: Clinical and pathological studies of
a case of palato-pharyngo-laryngo-oculo-diaphragmatic myoclonus. (japanisch)
Clin. Neurol. (Jap.) 2/3, 163—171 (1962). Ref.: Excerpta med. (Amst.), Sect.
VIII, **16**, 413 (1963). (ein Fall mit Histol.)
38, 39

[*B 174*] SAVITCH, E. DE: Étude anatomique d'un cas de myoclonies vélo-palato-laryngées avec
nystagmus myoclonique rotatoire. J. belge Neurol. Psychiat. **36**, 291—297 (1936).
(Histol. zu [*B 81*, Fall 2])
33, 38

[*B 175*] —, et R. A. LEY: Myoclonies palato-pharyngo-laryngées au cours d'un neurinome de
la région latérobulbaire. Rev. neurol. **67**, 585—604 (1937). (ein Fall mit Histol.)
38, 41

[*B 176*] SCHALTENBRAND, G.: Nystagmus im Vagus- und Glossopharyngeusgebiet. Klin.
Wschr. **7**, 666 (1928). (ein Fall, ident. mit [*B 172*])

[*B 177*] SCHECH, PH.: Klonische Krämpfe des weichen Gaumens mit objectivem Ohrgeräusch
in Folge von nasaler Trigeminusneuralgie. Münch. med. Wschr. **33**, 385—387
(1886). (ein Fall)

[*B 178*] SCHEINMANN: Fallbeschreibung. Vereinsbl. inn. Med. **14**, 126 (1894). Ref. nach [*B 115*,
S. 1237]. (ein Fall)

[*B 179*] SCHELLER, H.: Vorstellung eines Falles von Myoklonus des Gaumensegels. Berl.
Gesellsch. Psychiat. Neurol. 10. 1. 1938. Zbl. ges. Neurol. Psychiat. **91**, 301 (1939).
(ein Fall)

[*B 180*] SCHLESINGER, H.: Sitzung Gesellsch. innere Med. u. Kinderheilk. Wien am 13. 5. 1909.
Wien. med. Wschr. **59**, 1252—1253 (1909). (ein Fall)
14

[*B 181*] SCHMITT, W.: Ein klinisch-pathologisch-anatomischer Beitrag zu den klonisch-rhyth-
mischen Zuckungen der Schlundmuskulatur. Nervenarzt **5**, 456—461 (1932). (ein
Fall)

[*B 182*] SCHÜTZ: Fallbeschreibung. Prag. med. Wschr. **1882**. Ref. nach [*B 169*]. (ein Fall)

[*B 183*] SCHWAGER: Ein Fall von objectiv wahrnehmbarem Ohrgeräusch. Mschr. Ohrenheilk. **30**, 58—60 (1896). (ein Fall)

[*B 184*] SCHWARTZE: Klonischer Krampf des M. tensor tympani. Arch. Ohrenheilk. **2**, 4—5
(1867). (ein Fall)
1

[*B 185*] SEIFERT: Fallbeschreibung. Internat. klin. Rundsch. **1887**. Ref. nach [*B 169*]. (ein Fall)

[*B 186*] SEMON, F.: Fallbeschreibung. J. Laryng. **16**, 131 (1901). Ref. nach [*B 115*, S. 1239].
(ein Fall)

[*B 187*] — Fallbeschreibung. J. Laryng. **20**, 207 (1905). Ref. nach [*B 115*, S. 1241]. (ein Fall)

[*B 188*] SHADLE: Chorea des weichen Gaumens in Folge von Hypertrophie und Hyper-
ästhesie der Schleimhaut beider Nasenmuscheln. Int. Cbl. Laryng. **5**, 586—587
(1889). (ein Fall)
14, 41

[*B 189*] SHUGRUE: Fallbeschreibung. 1933. Ref. in [*B 53*, S. 752]. (ein Fall mit Histol.)
38, 39, 40

[*B 190*] SHY, G. M., and E. A. CARMICHAEL: Persistent rhythmic contractions of the ipsilateral
pharynx, larynx, vocal cords, face and arm following trauma. Proc. roy. Soc.
Med. **42**, 65 (1949). (ein Fall)

[*B 191*] SICARD, J.-A., VERNET, et P.-R. BIZE: Nystagmus vélo-pharyngé strictement unilatéral
chez un hypertendu. Rev. neurol. **1928 I**, 719—722. (ein Fall)
42

[*B 192*] SIGNORELLI, E.: Patogenesi del nistagmo palato-faringo-laringeo. (Contributo anatomo-
clinico.) Riv. Pat. nerv. ment. **32**, 441—460 (1927). Ref.: Zbl. ges. Neurol.
Psychiat. **48**, 797 (1928). (ein Fall)

[*B 193*] SINNHUBER: Über motorische Reizerscheinungen im Pharynx und Larynx. Mit kine-
matographischer Demonstration. Berl. klin. Wschr. **41**, 780—781 (1904). (ein Fall)
1

[*B 194*] SITTIG, O., and V. HAŠKOVEC: Palatal myoclonus. Arch. Neurol. Psychiat. (Chicago)
42, 413—424 (1939). (vier Fälle. Fall 1 mit Histol.)
38, 39, 40, 41

[*B 195*] SPENCER, H. R.: Pharyngeal and laryngeal "nystagmus". Lancet **1886 II**, 702 und 758.
(ein Fall)
1

[*B 196*] STERN, M. M.: Rhythmic palatopharyngeal myoclonus. Review, case report and
significance. J. nerv. ment. Dis. **109**, 48—53 (1949). (ein Fall)
42, 44, 45

[*B 197*] STEUER, A.: Zwei Fälle von objektiven Geräuschen des Ohres. Wien. klin. Wschr.
1894, Nr. 51. Ref.: Z. Ohrenheilk. **27**, 149 (1895). (zwei Fälle)

[*B 198*] STEWARD, F. J.: Fallbeschreibung. J. Laryng. **18**, 320 (1903). Ref. nach [*B 115*,
S. 1239]. (ein Fall)

[*B 199*] TASIC: Sitzung Ver. Psychiat. Neurol. Wien am 26. 1. 1932. Jb. Psychiat. Neurol. **49**,
203—207 (1933). (ein Fall)

[*B 200*] THIÉBAUT, F., et M. MENGUS: Clonies labio-vélo-palato-laryngées compliquant tar-
divement un syndrome protubérantiel. Rev. Oto-neuro-ophtal. **33**, 55—56 (1961).
(ein Fall)

[*B 201*] THOMAS, A., et LONG-LANDRY: Syndrome myoclonique associé à un syndrome
humoral de syphilis. Deux types de clonie faciale. Rev. neurol. **1924 I**, 370—373.
(ein Fall)
41

[*B 202*] TINEL, et CH. FOIX: Spasme myoclonique rythmique vélo-pharyngolaryngé. Nystagmus du voile. Localisation unilatérale. Participation modérée de la face. Rev.
neurol. **1924 II**, 503—506. (ein Fall, ident. mit Fall 2 von [*B 50*] und von [*B 83*])

[*B 203*] Tolosa, A., e H. M. Canelas: Síndromes do núcleo rubro. A propósito de três casos com etiologia sifilítica, um dos quais associado a mioclonias velofaringolaríngeas. (portugiesisch) Arqu. Neuro-psiquiat. (S. Paulo) **8**, 211—226 (1950). (Fall 2 der Publik.) (ein Fall)

[*B 204*] Uckermann, V.: Ein Fall von alternierenden, rhythmischen und klonischen Krämpfen der Glottisschließer und der Glottiserweiterer — in Verbindung mit tonischem Krampfe der Kaumuskeln (masseteres) und klonischem Krampfe des Gaumensegels, mitunter auch der Zunge und Unterarme. Arch. Laryng. Rhin. (Berl.) **7**, 326 (1897/98). Ref.: Jber. Leist. Neurol. **2**, 865 (1899). (ein Fall)
41

[*B 205*] Urechia, C. I.: Myoclonies rythmiques vélo-palato-laryngées et faciales. J. belge Neurol. Psychiat. **40**, 267—268 (1940). Ref.: Zbl. ges. Neurol. Psychiat. **99**, 327—328 (1941). (ein Fall)

[*B 206*] Valentin, A.: Über den klonischen Krampf des Musculus tensor veli und die dadurch erzeugten objektiv hörbaren Ohrgeräusche. Z. Ohrenheilk. **46**, 84—101 (1904). (zwei Fälle)

[*B 207*] Váli, E.: Über objektive Ohrentöne. Arch. Ohrenheilk. **66**, 104—115 (1905). (ein Fall)
14, 41

[*B 208*] Vandenbosch, C.: Myoclonies du voile, du larynx et du pharynx après un traumatisme cérébral grave. Acta neurol. belg. **49**, 412—414 (1949). (ein Fall)

[*B 209*] Wagner, E.: Fallbeschreibung. Handbuch Zenker-Ziemssen VII, 230. Ref. nach [*B 96*] und [*B 169*]. (ein Fall)
40

[*B 210*] Weingarten, K.: Über das Syndrom der rhythmischen Myoklonien der Schlundmuskulatur und seine Beziehungen zur zentralen Haubenbahn. Wien. Z. Nervenheilk. **4**, 40—55 (1952). (drei Fälle, ident. mit [*121*]. Fall 3 ferner ident. mit [*B 70*])
1

[*B 211*] Weiss, J., und O. Luque: Ein Fall von Myoklonie oder Nystagmus von Gaumen, Zunge und Kehlkopf. (spanisch) Sem. méd. esp. **1933** II, 490—492. Ref.: Zbl. ges. Neurol. Psychiat. **71**, 762 (1934). (ein Fall)

[*B 212*] Williams, C.: Ein Fall von clonischem Krampf der Gaumenheber, wodurch ein rhythmisch tickendes Geräusch hervorgebracht wurde. Z. Ohrenheilk. **13**, 99—102 (1884). (ein Fall)

[*B 213*] Wilson, S. A. K.: On decerebrate rigidity in man and the occurence of tonic fits. (Fall 3, S. 228) Brain **43**, 220—268 (1920). (ein Fall, ident. mit [*B 214*])
43

[*B 214*] — Physiologie pathologique de la rigidité et du tremblement parkinsoniens. (S. 613) Rev. neurol. **1921** I, 609—613. (ein Fall, ident. mit [*B 213*])

[*B 215*] — Palato-laryngeal nystagmus. Brain **51**, 119—120 (1928). (ein Fall)
41

[*B 216*] Wilson, A. B. K., and F. M. R. Walshe: Myoclonus of palate, pharynx and larynx. Proc. roy. Soc. Med. **43**, 252 (1950). (ein Fall)

[*B 217*] Zaclis, J.: Myoklonien von Gaumen, Schlund und Kehlkopf. (portugiesisch) Arqu. Neuro-psiquiat. (S. Paulo) **5**, 411—414 (1947). Ref.: Zbl. Hals-, Nas.- u. Ohrenheilk. **40**, 101 (1950). (ein Fall)

C. Nicht verwertete Fallbeschreibungen

[*C 1*] Belman, E. D.: Traumatic velopalatine myoclonus. (russisch) Nevropat. i Psihiat., Moskau, **16**, 43 (1947).

[*C 2*] Björk, H.: Objective tinnitus due to clonus of the soft palate. Acta oto-laryng. (Stockh.), Suppl. **116**, 39—45 (1954).

[*C 3*] Brandan, C. C.: Mioclonias facio-velo-laringo-tenar. (spanisch) Rev. méd. Córdoba **42**, 353 (1954).

[C 4] BREDLAU, E. A.: Objective tinnitus aurium. Arch. Otolaryng. (Chicago) 28, 193 (1938).

[C 5] CHOCRON, G.: Contribution à l'étude des myoclonies vélo-pharyngo-laryngées. Thèse Méd., Paris, 1955.

[C 6] ENGSTRÖM, H., and W. GRAF: On objective tinnitus and its recording. Acta otolaryng. (Stockh.), Suppl. 45, 127 (1950).

[C 7] GERONZI: Dello spasmo clonico faringo-stafilino. (italienisch) Arch. ital. laring. 21, 173 (1901).

[C 8] GONZÁLEZ, A. A.: Mioclonia velofaringopalatina de probable origen epileptico. (spanisch) Neurocirugía 18, 593—595 (1960).

[C 9] GREIF, et MATHON: Myoclonie rythmique unilatérale du voile du palais et de la corde vocale (étude anatomo-clinique). Société de Neurologie, Prag, 11. 1. 1936.

[C 10] HENNEBERT, et J. SCHUERMANS: Un cas de myoclonies du voile. La Policlinique (Bruxelles) No. 2, März 1937.

[C 11] IGLAUER, S.: Objective tinnitus aurium with report of four cases. Arch. Otolaryng. (Chicago) 18, 145 (1933).

[C 12] MOLE, H. J.: Contribution à l'étude des myorythmies, syndrome de la calotte protubérantielle. Thèse Méd., Bordeaux, 1933/34.

[C 13] MURPHY, E. L., and A. P. FAGAN: Irish J. med. Sci. 1940, 675.

[C 14] —, and O. R. LANGWORTHY: Palatal myoclonus: A clinical and anatomical report of two cases. Sth. med. J. (Bgham, Ala.) 32, 1035 (1939).

[C 15] OSTINO, G.: Un caso di crampi clonici dei muscoli palatini con rumore obiettivamente perceptibile. (italienisch) Archiv. otorinolaring. 10, 26 (1900).

[C 16] PAGANO, A.: Su di un caso di mioclonia velo-palato-faringea di probabile natura reumatica. (italienisch) Arch. ital. laring. 61, 1—23 (1953).

[C 17] PEARSON, M. M., and L. J. BARNES: Objective tinnitus aurium: Report of two cases with good results after hypnosis. J. Philad. gen. Hosp. 1, 134 (1950).

[C 18] SCHWARTZ, H. W.: Head noises of muscular origin. Audible or objective tinnitus. J. Laryng. (Lond.) 62, 746 (1948).